中《ちゅう》・高生《こうせい》からの 超《ちょう》絵《え》解《かい》本《ぼん》

ヒトの脳《のう》はこんなにすごい!

スマホ脳《のう》と運《うん》動《どう》脳《のう》

科《か》学《がく》の力《ちから》で脳《のう》のパフォーマンスを高《たか》める

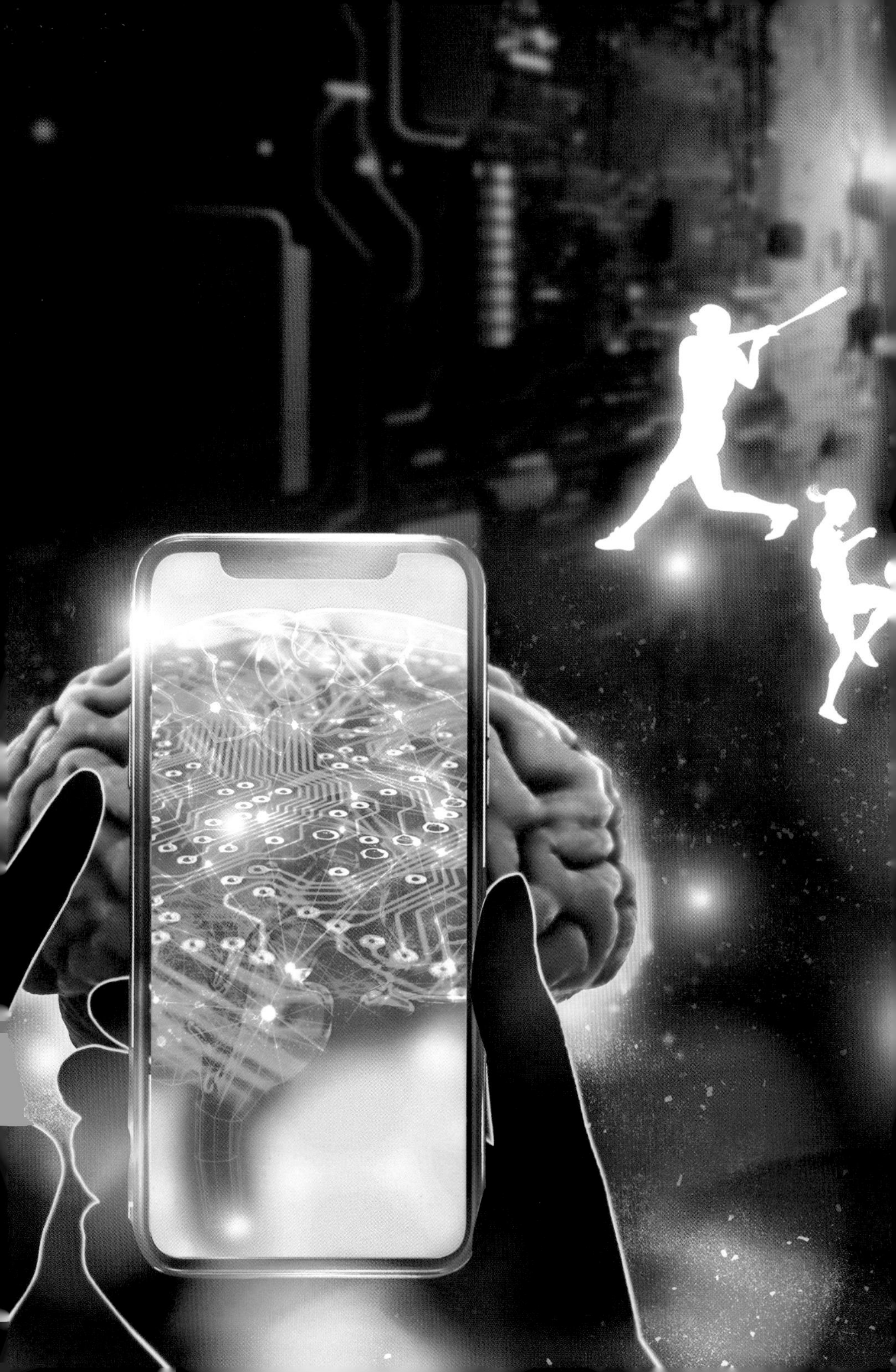

はじめに

スマートフォン（スマホ）は，現代社会《げんだいしゃかい》に欠《か》かせないアイテムです。魅力的《みりょくてき》なコンテンツが盛《も》りだくさんで退屈《たいくつ》しないうえに，わからないことをその場《ば》で調《しら》べたり，メモがわりに使《つか》ったりもできます。しかし，こうした便利《べんり》な機能《きのう》が「スマホ依存《いぞん》」を生《う》みだし，問題《もんだい》になっています。また，記憶力《きおくりょく》の低下《ていか》といった脳《のう》への悪影《あくえい》響《きょう》も心配《しんぱい》されています。

私《わたし》たちがスマホに魅了《みりょう》され，手放《てばな》せなくなっている理由《りゆう》については，脳科学《のうかがく》で説明《せつめい》できます。大切《たいせつ》なのはスマホを否定《ひてい》することではなく，スマホと脳《のう》の特性《とくせい》を知《し》り，科学的《かがくてき》に正《ただ》しく使《つか》うことなのです。この本《ほん》では，スマホが集中力《しゅうちゅうりょく》にあたえる影響《えいきょう》などを最新研究報告《さいしんけんきゅうほうこく》をもとに解説《かいせつ》し，スマホとの正《ただ》しいつきあい方《かた》を紹介《しょうかい》します。

また，脳《のう》と運動《うんどう》の関係《かんけい》にも着目《ちゃくもく》し，トップアスリートのたくみな動《うご》きの秘密《ひみつ》をさぐりながら，脳《のう》が運動《うんどう》を制御《せいぎょ》するしくみをみていきます。そして，運動《うんどう》によって脳《のう》が活性化《かっせいか》する可能性《かのうせい》にもせまります。

さらに，最新脳科学《さいしんのうかがく》で明《あき》らかになった私《わたし》たちの意思決定《いしけってい》や行《こう》動《どう》の秘密《ひみつ》，脳《のう》のしくみから生《う》まれたAIの動向《どうこう》なども紹介《しょうかい》します。

プロローグ

1 スマホがもたらす脳《のう》への影響《えいきょう》

2 スマホを味方《みかた》につける方法《ほうほう》

3 運動《うんどう》が脳《のう》にもたらす効果《こうか》

4 報酬《ほうしゅう》がもたらす脳《のう》の意思決定《いしけってい》

5 脳《のう》と社会活動《しゃかいかつどう》

6 AIの発展《はってん》を支《ささ》えた脳科学《のうかがく》

脳《のう》は，進化《しんか》の歴史《れきし》が生《う》みだした最高傑作《さいこうけっさく》！

横《よこ》から見《み》たヒトの脳《のう》の断面図《だんめんず》

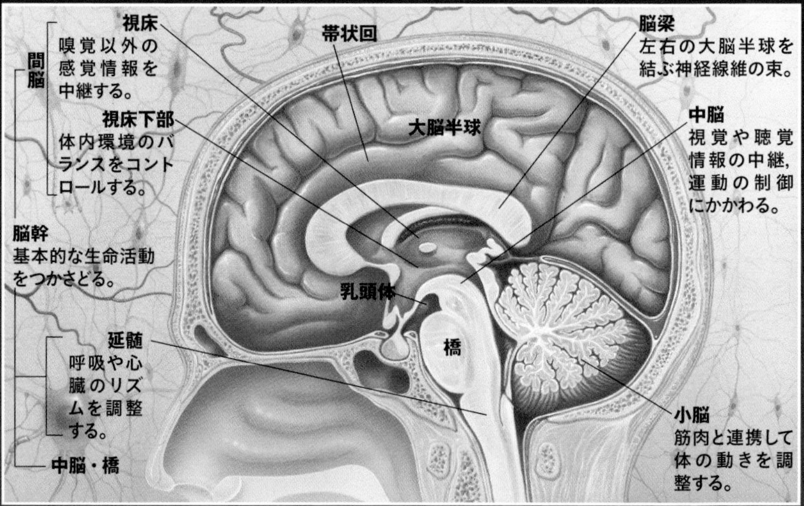

前方《ぜんぽう》部《ぶ》分《ぶん》の断面図《だんめんず》

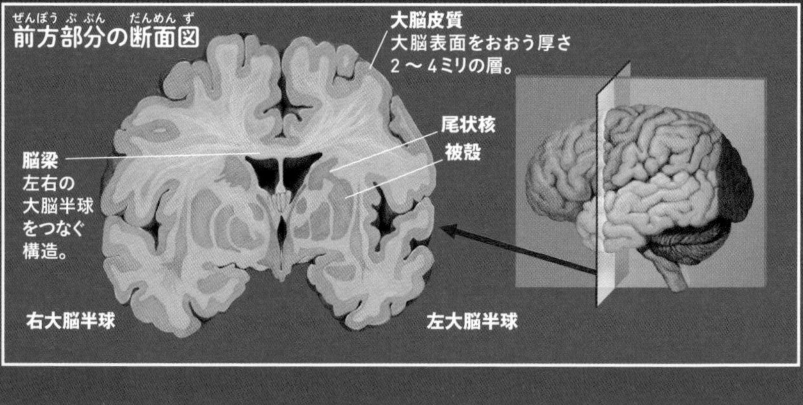

脊《せき》椎動物《ついどうぶつ》の進化《しんか》の初期《しょき》の段階《だんかい》では，脳《のう》は「ニューロン（神経細胞《しんけいさいぼう》）」が集《あつ》まった“こぶ”のようなものにすぎませんでした。しかし，ヒトへの進化《しんか》の過程《かてい》で，この“こぶ”は大脳《だいのう》，間脳《かんのう》，中脳《ちゅうのう》，小脳《しょうのう》，延髄《えんずい》，脊髄《せきずい》からなる，複雑《ふくざつ》な構造《こうぞう》を生《う》みだしました。

大脳表面《だいのうひょうめん》をおおう「大脳皮質《だいのうひしつ》」は，約《やく》200億個《おくこ》のニューロンと，それを支《ささ》える約《やく》400億個《おくこ》のグリア細胞《さいぼう》※で構成《こうせい》されています。**大脳皮質《だいのうひしつ》の中《なか》でも新《あたら》しい皮質《ひしつ》（新皮質《しんひしつ》）は高等動物《こうとうどうぶつ》ほど発達《はったつ》しており，霊長類《れいちょうるい》では，認知《にんち》や思考《しこう》，判断《はんだん》といった知的活動《ちてきかつどう》の場《ば》となっています**。

大脳《だいのう》の奥深《おくふか》くには，記憶《きおく》，情動《じょうどう》，本能行動《ほんのうこうどう》などをになう「大脳辺縁系《だいのうへんえんけい》」があります。大脳辺縁系《だいのうへんえんけい》の重要《じゅうよう》な構成要素《こうせいようそ》である「海馬《かいば》」は記憶《きおく》の形成《けいせい》に，「扁桃体《へんとうたい》」は感情《かんじょう》をつかさどるのに大《おお》きな役割《やくわり》を果《は》たしています。

※：ニューロンの間をうめて，その活動を補助する細胞の総称。主にニューロンに栄養をあたえたり，こわれたものを除去したりします。

脳《のう》の構造《こうぞう》

ヒトの大脳《だいのう》の下《した》には，間脳《かんのう》，中脳《ちゅうのう》，小脳《しょうのう》，橋《きょう》，延髄《えんずい》が連《つら》なっています（左上《ひだりうえ》の図《ず》）。大脳《だいのう》の表面《ひょうめん》は，知的《ちてき》な機能《きのう》をになう「大脳皮質《だいのうひしつ》」でおおわれています（左《ひだり》下《した》の図《ず》）。一方《いっぽう》，大脳《だいのう》の奥《おく》には，本能《ほんのう》や感情《かんじょう》などをつかさどる「大脳辺縁系《だいのうへんえんけい》」があります。

大脳辺縁系《だいのうへんえんけい》を透視《とうし》した図《ず》

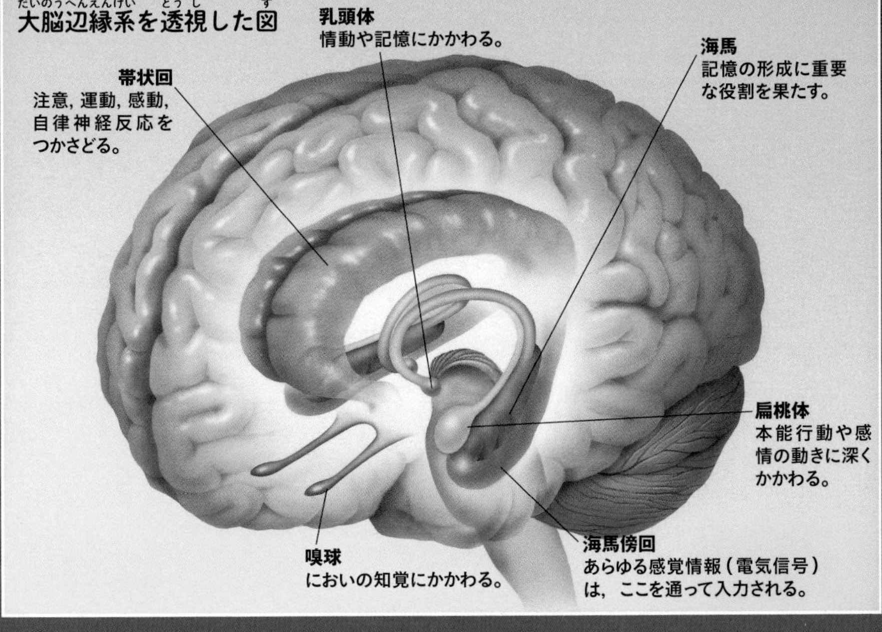

脳科学《のうかがく》が解《と》き明《あ》かす，スマホと脳《のう》の科学的《かがくてき》な関係《かんけい》

スマートフォン（スマホ）はこの10年《ねん》で爆発的《ばくはつてき》に普及《ふきゅう》し，私《わたし》たちの生活《せいかつ》を便利《べんり》にしてきました。

スマホは便利《べんり》な反面《はんめん》，その悪影響《あくえいきょう》も指摘《してき》されています。たとえば，スマホを使《つか》っていないと不安《ふあん》になり，食事《しょくじ》や勉強《べんきょう》の合間《あいま》もスマホが気《き》になってしょうがない「スマホ依存《いぞん》」（20ページ）が問題《もんだい》になっています。また，過度《かど》なスマホ使《し》用《よう》による記《き》憶力《おくりょく》の低下《ていか》（32ページ）も心配《しんぱい》されています。

今《いま》から2000年以上前《ねんいじょうまえ》，古代《こだい》ギリシャの哲学者《てつがくしゃ》ソクラテス（前《ぜん》470～前《ぜん》399）は，人々《ひとびと》が文字《もじ》を学《まな》んで紙《かみ》に記録《きろく》するようになると記《き》憶力《おくりょく》が低下《ていか》するのではないかと，懸念《けねん》していたといいます。いつの時代《じだい》も，人《ひと》は新《あたら》しい文明《ぶんめい》とのつきあい方《かた》を模索《もさく》しながら進歩《しんぽ》をつづけてきました。**スマホが生活《せいかつ》に欠《か》かせないアイテムとなった今《いま》，大《たい》切《せつ》なのはスマホを否定《ひてい》することではなく，正《ただ》しくつきあうことなのです**。

最近《さいきん》の研究《けんきゅう》では，人間《にんげん》の脳機能《のうきのう》がスマホによって「拡張《かくちょう》」されつつあることがわかってきました（46ページ）。この本《ほん》の前半《ぜんはん》では，スマホと脳《のう》の科学的《かがくてき》な関係《かんけい》を，最《さい》新《しん》の知見《ちけん》にもとづいて解説《かいせつ》します。

スマホは敵《てき》か，それとも味方《みかた》か

この本《ほん》では，スマホと脳《のう》の科学《かがく》的《てき》な関係《かんけい》を，最新研究報告《さいしんけんきゅうほうこく》をもとに解説《かいせつ》します。

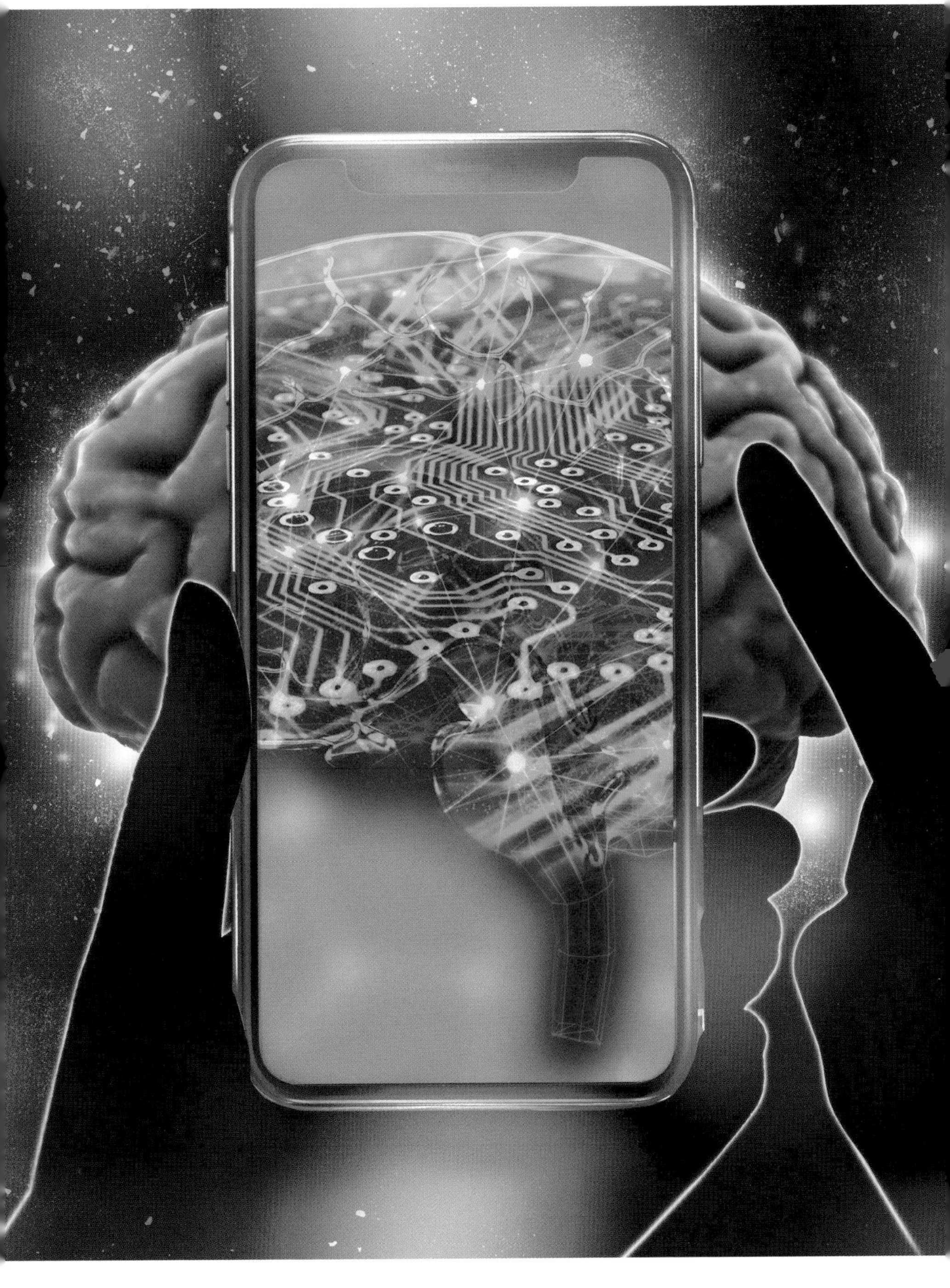

プロローグ

人類《じんるい》に衝撃《しょうげき》をもたらした「ChatGPT」

ChatGPTとは人工知能《じんこうちのう》の一種《いっしゅ》であり，2022年《ねん》11月《がつ》にOpenAIがリリースした言語《げんご》モデルです※。大量《たいりょう》の文章《ぶんしょう》データを学習《がくしゅう》し，自然言語《しぜんげんご》の生成《せいせい》や理解《りかい》，文章《ぶんしょう》の要約《ようやく》や翻訳《ほんやく》などのタスクを行《おこな》うことができます。ChatGPTは，人間《にんげん》のように自然《しぜん》な文章《ぶんしょう》を生成《せいせい》することができるため，会話《かいわ》や文章作成《ぶんしょうさくせい》などの分野《ぶんや》で幅広《はばひろ》く活用《かつよう》されています。

上《うえ》の文章《ぶんしょう》は，話題《わだい》の「ChatGPT」が書《か》いたものです。「ChatGPTとは何《なに》か，専門用語《せんもんようご》を使《つか》わずにわかりやすく150字《じ》で説明《せつめい》してください。ただし，次《つぎ》の言葉《ことば》を入《い》れてください。2022年《ねん》11月《がつ》，OpenAI」と指示《しじ》した結果《けっか》，このような文章《ぶんしょう》が生成《せいせい》されました。OpenAIとは，アメリカの実業家《じつぎょうか》イーロン・マスク氏《し》などが2015年《ねん》に設立《せつりつ》したAI（人工知能《じんこうちのう》）研究組織《けんきゅうそしき》です。この文章《ぶんしょう》を読《よ》むだけでも，ChatGPTが作成《さくせい》した文章《ぶんしょう》がとても自然《しぜん》であることがわかります。なお，ChatGPTは回答《かいとう》が毎回変《まいかいか》わるため，これと同《おな》じ質問《しつもん》をしても同《おな》じ文章《ぶんしょう》が生成《せいせい》されるとは限《かぎ》りません。

ChatGPTとは，人《ひと》の質問《しつもん》に対《たい》してAIが応答《おうとう》することでさまざまな課題《かだい》をこなす，「AIチャット（対話《たいわ》）サービス」の一種《いっしゅ》です。これまでもAIは飛躍的《ひやくてき》な進化《しんか》をとげてきましたが，ChatGPTの出現《しゅつげん》はとくに大《おお》きな衝撃《しょうげき》をもたらしました。

AIは，「人間《にんげん》の脳《のう》のしくみをいかした技術《ぎじゅつ》」によって発展《はってん》し，社会《しゃかい》にどんどん進出《しんしゅつ》してきています。それはいったい，どのような技術《ぎじゅつ》でしょうか？　6章《しょう》で説明《せつめい》します。

※：「言語モデル」とは，文章や話し言葉における単語の出現確率をモデル化したもので，ChatGPTに使用されているAI「GPT」がこれに相当します。ChatGPTとは「AIチャット（対話）サービス」の名称ですので，上に示した文章は正確とはいえません。これは，「言語モデル」という専門用語をAIが正しく理解していない証ともいえます。

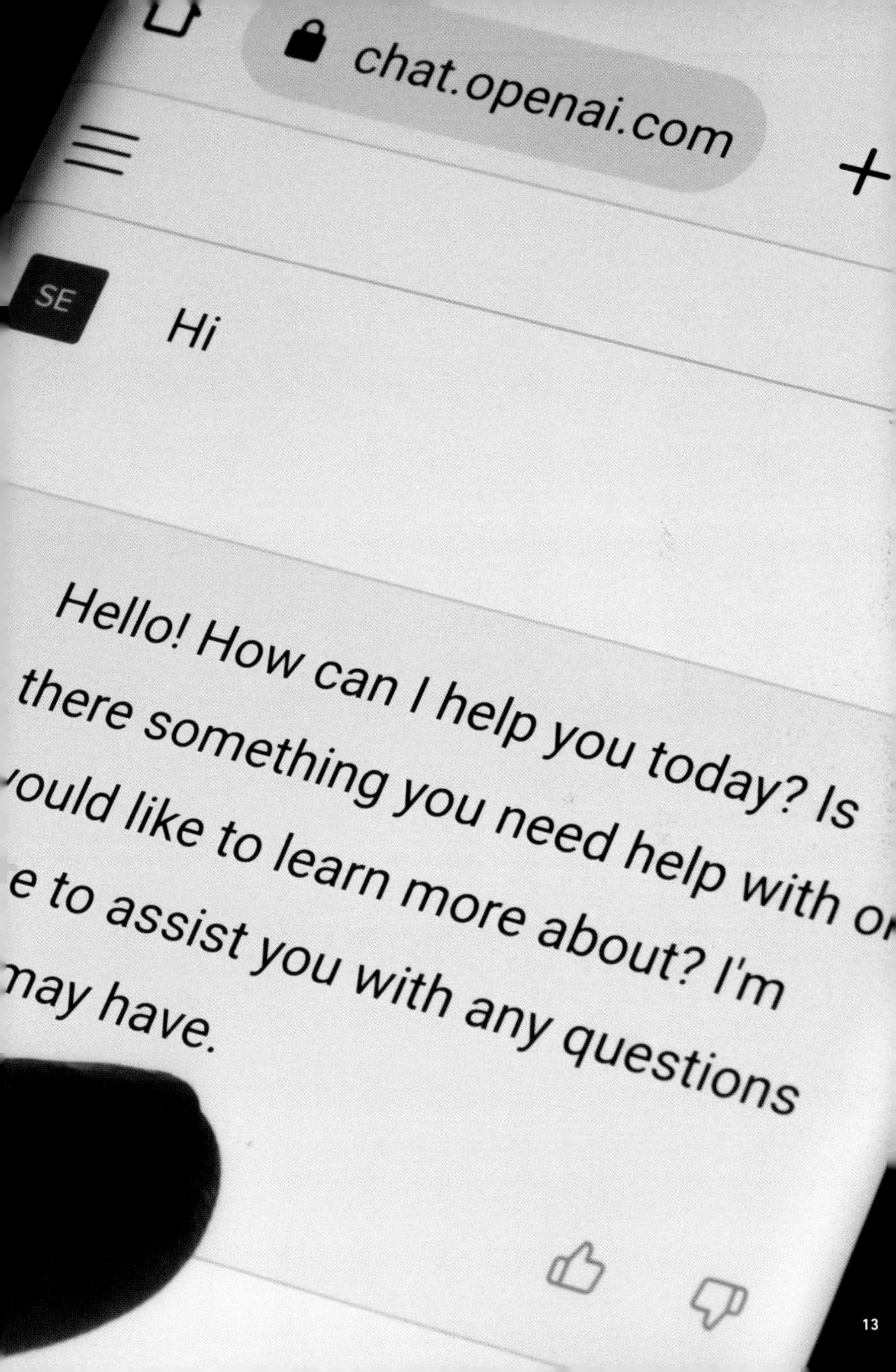
chat.openai.com
SE
Hi
Hello! How can I help you today? Is
there something you need help with o
ould like to learn more about? I'm
e to assist you with any questions
nay have.

1

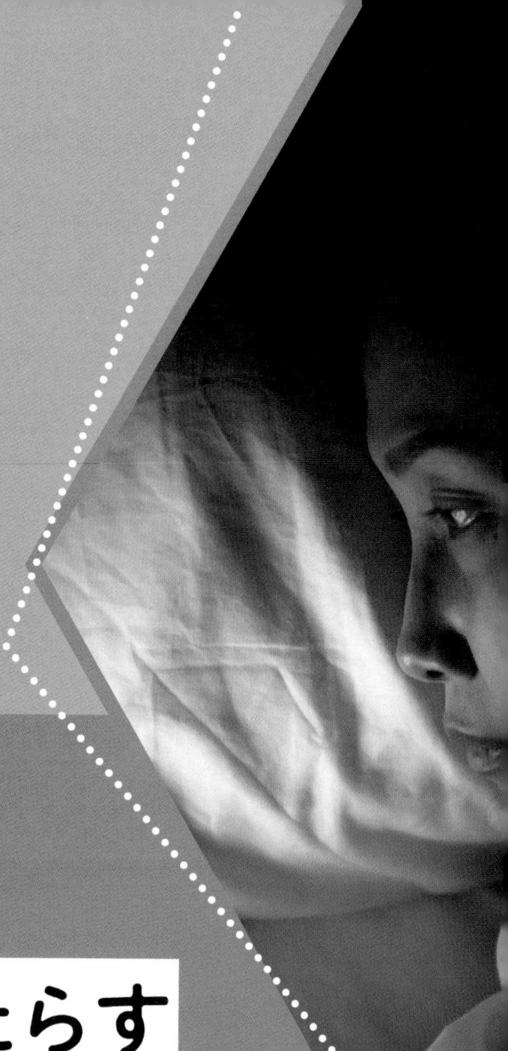

スマホがもたらす 脳《のう》への影響《えいきょう》

スマホには，便利《べんり》で楽《たの》しい機能《きのう》がぎっしり詰《つ》まっています。しかし，私《わたし》たちがスマホを手放《てばな》せなくなっている理由《りゆう》は，それだけではないようです。1章《しょう》では，人《ひと》がスマホにひきつけられてしまう科学的《かがくてき》な根拠《こんきょ》をさぐっていきます。

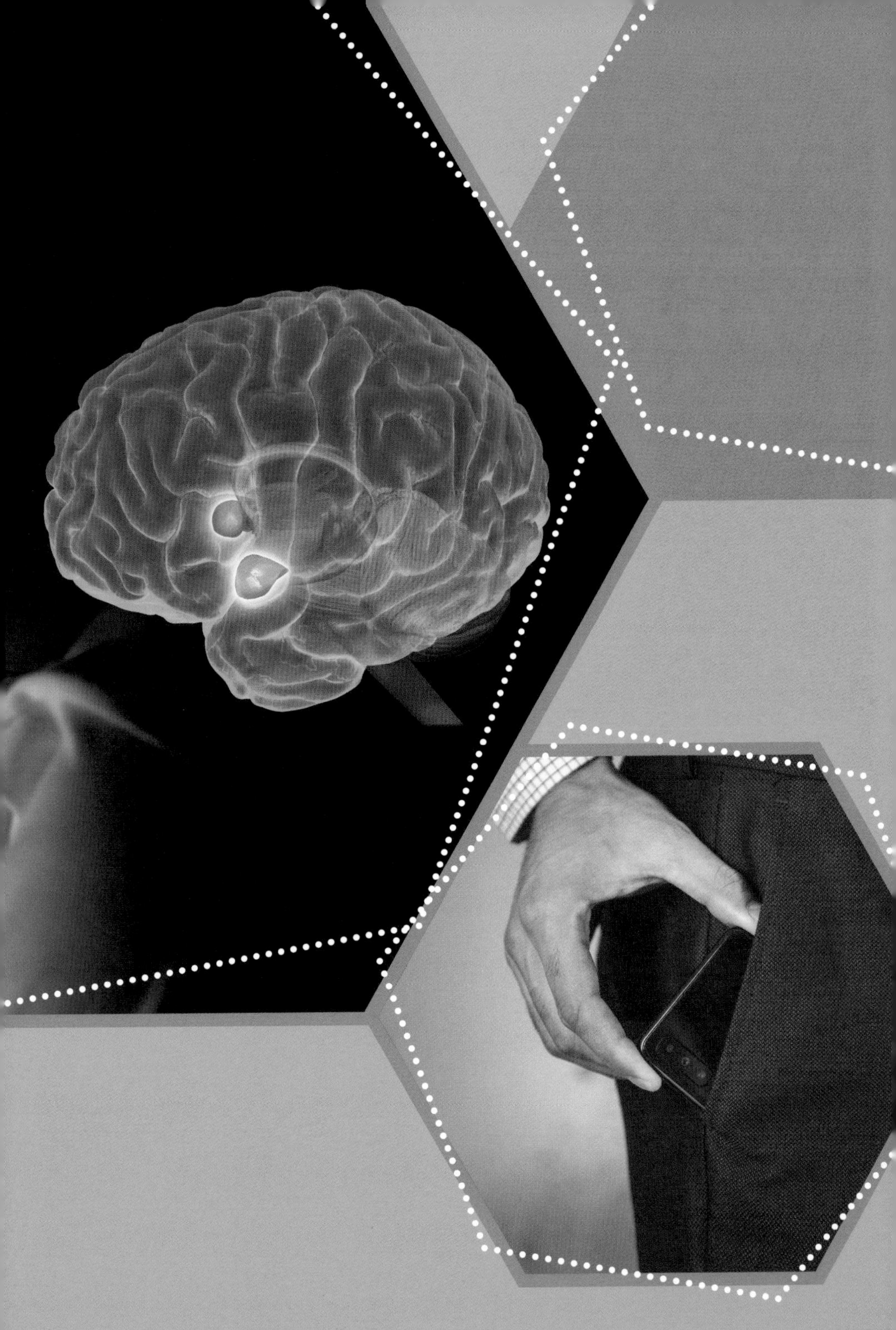

スマホには人《ひと》を夢中《むちゅう》にさせるしかけがいっぱい

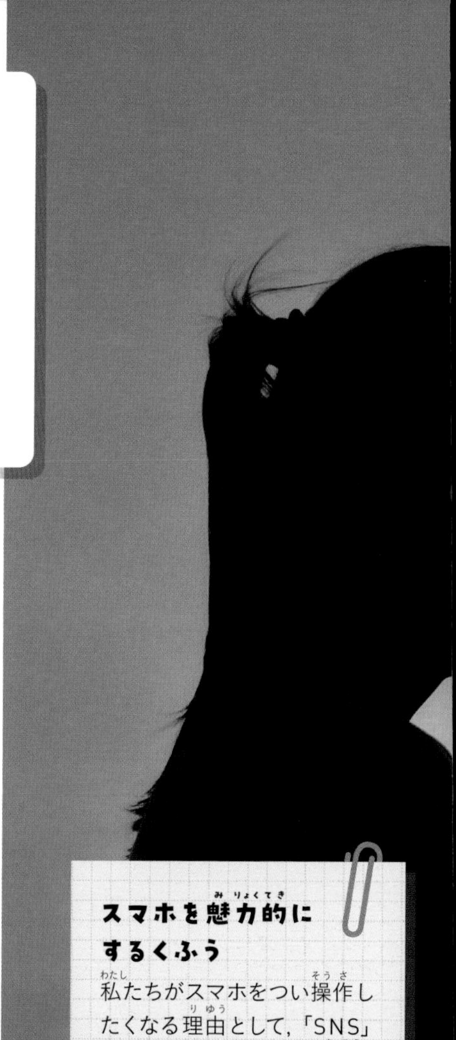

スマホで利用《りよう》できるアプリやウェブサイトの多《おお》くは，私《わたし》たちが夢中《むちゅう》になるように設計《せっけい》されています。

たとえば，広告《こうこく》やウェブサイトなどを検討《けんとう》する方法《ほうほう》の一《ひと》つに，「A/Bテスト」があります。デザインのことなる2種類《しゅるい》の広告《こうこく》（Aパターン，Bパターン）を用意《ようい》し，一定期間《いっていきかん》，ユーザーがウェブサイトにアクセスしたときにどちらか一方《いっぽう》をランダムに表《ひょう》示《じ》します。そして，AとBそれぞれのクリック数《すう》を分析《ぶんせき》し，クリック数《すう》の多《おお》いデザインを採用《さいよう》します。このようなA/Bテストを何度《なんど》もくりかえすことで，スマホの画面《がめん》はユーザー好《この》みに進化《しんか》しつづけます。

また，ユーザーの膨大《ぼうだい》な行動《こうどう》データをAIに学習《がくしゅう》させ，各《かく》ユーザーの好《この》みに合《あ》った広告《こうこく》，ニュース，SNS※の投稿《とうこう》などを表示《ひょうじ》させる「レコメンド機能《きのう》」もあります。こうした技術《ぎじゅつ》によって，私《わたし》たちはスマホの画面《がめん》にくぎづけになるのです。

スマホを魅力的《みりょくてき》にするくふう

私《わたし》たちがスマホをつい操作《そうさ》したくなる理由《りゆう》として，「SNS」と「AIによるレコメンド機能《きのう》」を示《しめ》しました。「A/Bテスト」は，2008年《ねん》のアメリカ大統《だいとう》領選挙《りょうせんきょ》でバラク・オバマ候補《こうほ》が活用《かつよう》し，寄付金《きふきん》やボランティアの増加《ぞうか》につながったといわれています。

※：ソーシャルネットワーキングサービス（Social Networking Service）の略。登録された利用者どうしが交流できるWebサイトの会員制サービスのこと。

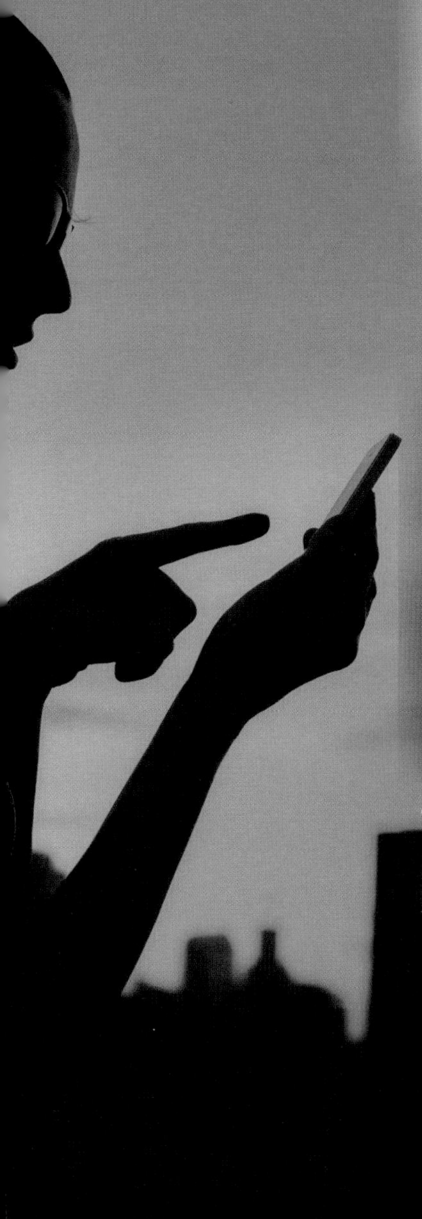

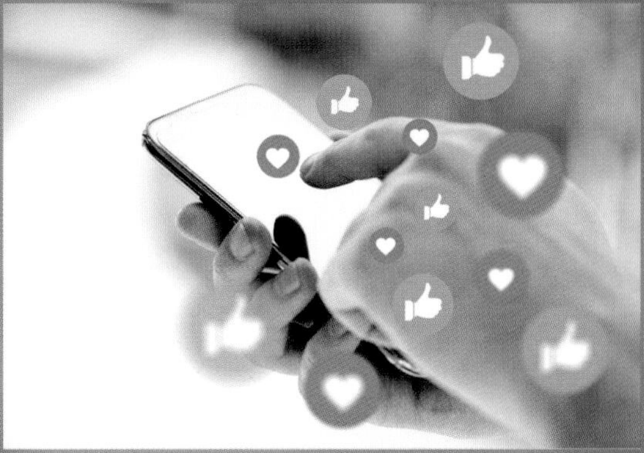

承認欲求《しょうにんよっきゅう》をくすぐるSNS

多《おお》くのSNSには，気《き》に入《い》った他人《たにん》の投稿《とうこう》に「いいね」する機能《きのう》などがついています。こうしたSNSの特徴《とくちょう》は，私《わたし》たちの承認欲求《しょうにんよっきゅう》や，社会《しゃかい》とつながっていたいという欲求《よっきゅう》をくすぐります（次《つぎ》のページで解説《かいせつ》）。

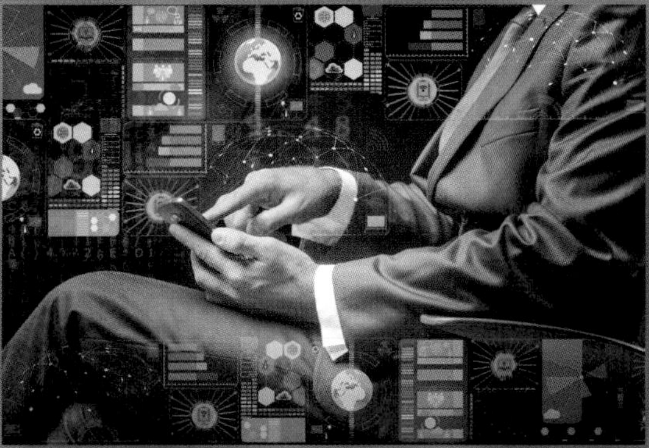

膨大《ぼうだい》な行動《こうどう》データを分析《ぶんせき》し，おすすめを提案《ていあん》

レコメンド機能《きのう》は，ユーザーごとの行動《こうどう》データを，AIなどを使《つか》って解析《かいせき》することで，ユーザーの好《この》みに合《あ》った商品《しょうひん》や広告《こうこく》，ニュース，SNSの投稿《とうこう》などを提示《ていじ》する機能《きのう》です。

SNSは脳《のう》の「報酬系《ほうしゅうけい》」を刺激《しげき》する

人《ひと》々《びと》がスマホに夢中《むちゅう》になる理由《りゆう》の一《ひと》つが，SNSです。SNSでは，ほかの人《ひと》の投稿《とうこう》の中《なか》で気《き》に入《い》ったものに「いいね」を付《つ》けることができます。自分《じぶん》の投稿《とうこう》に「いいね」ボタンが押《お》されるとうれしくなり，「いいね」を求《もと》めて投稿《とうこう》をくりかえしたり，自分《じぶん》の投稿《とうこう》に「いいね」があるかどうかが気《き》になって，何度《なんど》もスマホを確認《かくにん》したりするようになります。

「いいね」を求《もと》める欲求《よっきゅう》は，脳《のう》の「報酬系《ほうしゅうけい》」と深《ふか》くかかわっています。報酬系《ほうしゅうけい》は，ヒトに快楽《かいらく》（喜《よろこ》び）をもたらす神経回路《しんけいかいろ》です。たとえば，がんばって勉強《べんきょう》してテストでいい点《てん》をとり，ほめられたことに喜《よろこ》びを感《かん》じたとします。このとき，脳内《のうない》では報酬系《ほうしゅうけい》のニューロンどうしで「ドーパミン」という神経《しんけい》伝達物質《でんたつぶっしつ》のやりとりがおきます（右《みぎ》の図《ず》）。これによってヒトは快楽《かいらく》を覚《おぼ》え，この快楽《かいらく》は「テストで高得点《こうとくてん》をとった」という記憶《きおく》と結《むす》びつきます。その結果《けっか》，ヒトはこの快楽《かいらく》を「もっとほしい」と思《おも》い，ふたたびがんばって勉強《べんきょう》するようになるのです。

SNSで「いいね」されたときにも，報酬系《ほうしゅうけい》が刺激《しげき》されると考《かんが》えられています。また，**報酬系《ほうしゅうけい》は，新《あたら》しい情報《じょうほう》を得《え》ることでも活性化《かっせいか》されるといわれています。スマホはスクロールするだけで新《あたら》しい情報《じょうほう》がどんどん得《え》られ，そのたびにドーパミンが放出《ほうしゅつ》されます**。こうして私《わたし》たちは，スマホを手放《てばな》せなくなってしまうのです。

ドーパミンが放出《ほうしゅつ》されると快感《かいかん》を覚《おぼ》える

報酬系《ほうしゅうけい》のドーパミンを放出《ほうしゅつ》する「ドーパミンニューロン」は，脳《のう》の深《ふか》いところにある「腹側被蓋野《ふくそくひがいや》」に集中《しゅうちゅう》していることがわかっています。腹側被蓋野《ふくそくひがいや》のドーパミンニューロンから放出《ほうしゅつ》されたドーパミンが，やはり脳《のう》の奥深《おくふか》くにある「側坐核《そくざかく》」のニューロンにくっつくことで，報酬系《ほうしゅうけい》が活性化《かっせいか》されます。

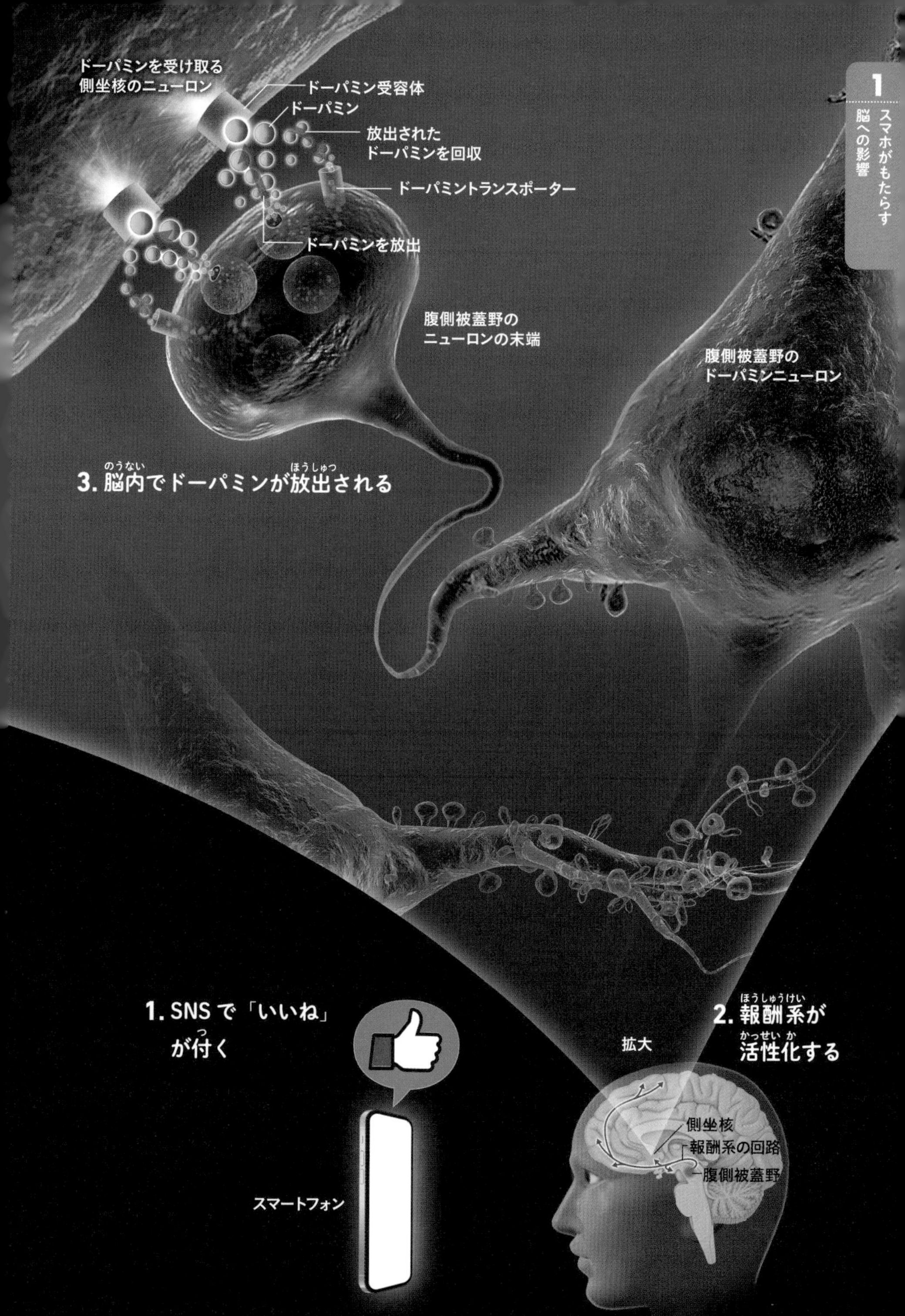
ドーパミンを受け取る
側坐核のニューロン
ドーパミン受容体
ドーパミン
放出された
ドーパミンを回収
ドーパミントランスポーター
ドーパミンを放出
腹側被蓋野の
ニューロンの末端
腹側被蓋野の
ドーパミンニューロン
3. 脳内《のうない》でドーパミンが放出《ほうしゅつ》される
1. SNSで「いいね」
が付《つ》く
スマートフォン
拡大
2. 報酬系《ほうしゅうけい》が
活性《かっせい》化《か》する
側坐核
報酬系の回路
腹側被蓋野

研究《けんきゅう》がはじまった「スマホ依存症《いぞんしょう》」

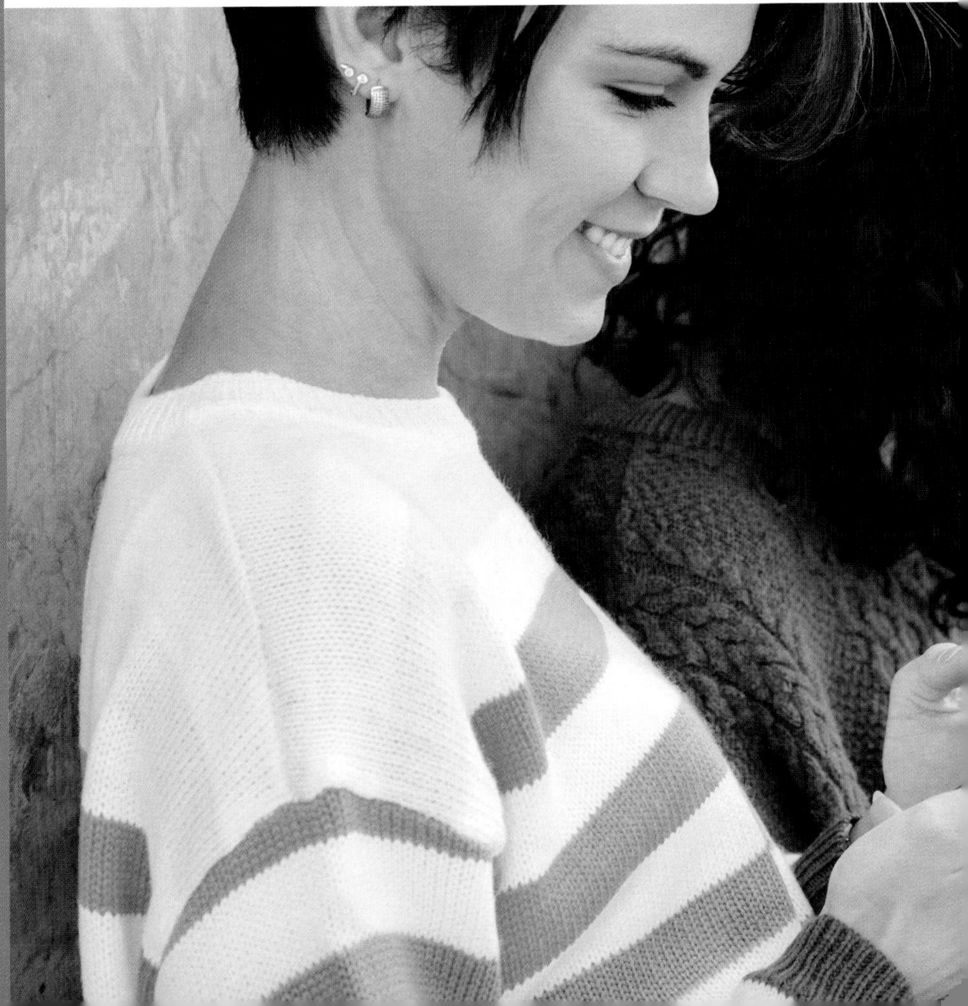

「スマホ依存症《いぞんしょう》」というのは正《せい》式《しき》な病名《びょうめい》ではなく，極端《きょくたん》にスマホに依存《いぞん》した状態《じょうたい》をわかりやすく表現《ひょうげん》した一般名称《いっぱんめいしょう》です。依存症《いぞんしょう》とは，何《なん》らかの物質《ぶっしつ》の摂取《せっしゅ》や特定《とくてい》の行《こう》動《どう》がやめられなくなってしまう病気《びょうき》です。

依存症《いぞんしょう》は，脳《のう》の報酬系《ほうしゅうけい》（前《ぜん》ページ）とかかわっています。たとえば，違法薬物《いほうやくぶつ》はドーパミンの作用《さよう》を強《つよ》めるはたらきがあり，摂取《せっしゅ》するだけで簡単《かんたん》に快楽《かいらく》が得《え》られます。こうした薬物《やくぶつ》を何度《なんど》も服用《ふくよう》すると，同《おな》じ量《りょう》で得《え》られる快感《かいかん》が減《へ》っていき，快感《かいかん》を得《え》るために薬物《やくぶつ》の量《りょう》をふやすようになります。

最近《さいきん》の脳画像《のうがぞう》を使《つか》った研究《けんきゅう》によって，スマホ依存《いぞん》の人《ひと》の脳《のう》はギャンブル依存《いぞん》の人《ひと》と同様《どうよう》に，前頭前野《ぜんとうぜんや》の機能《きのう》が弱《よわ》まっていることがわかりました。前《ぜん》頭前野《とうぜんや》は，脳《のう》のブレーキ役《やく》をにないます。そのため「やめたい」と思《おも》っても，自分《じぶん》の意志《いし》ではやめられなくなるのではないかと考《かんが》えられます。

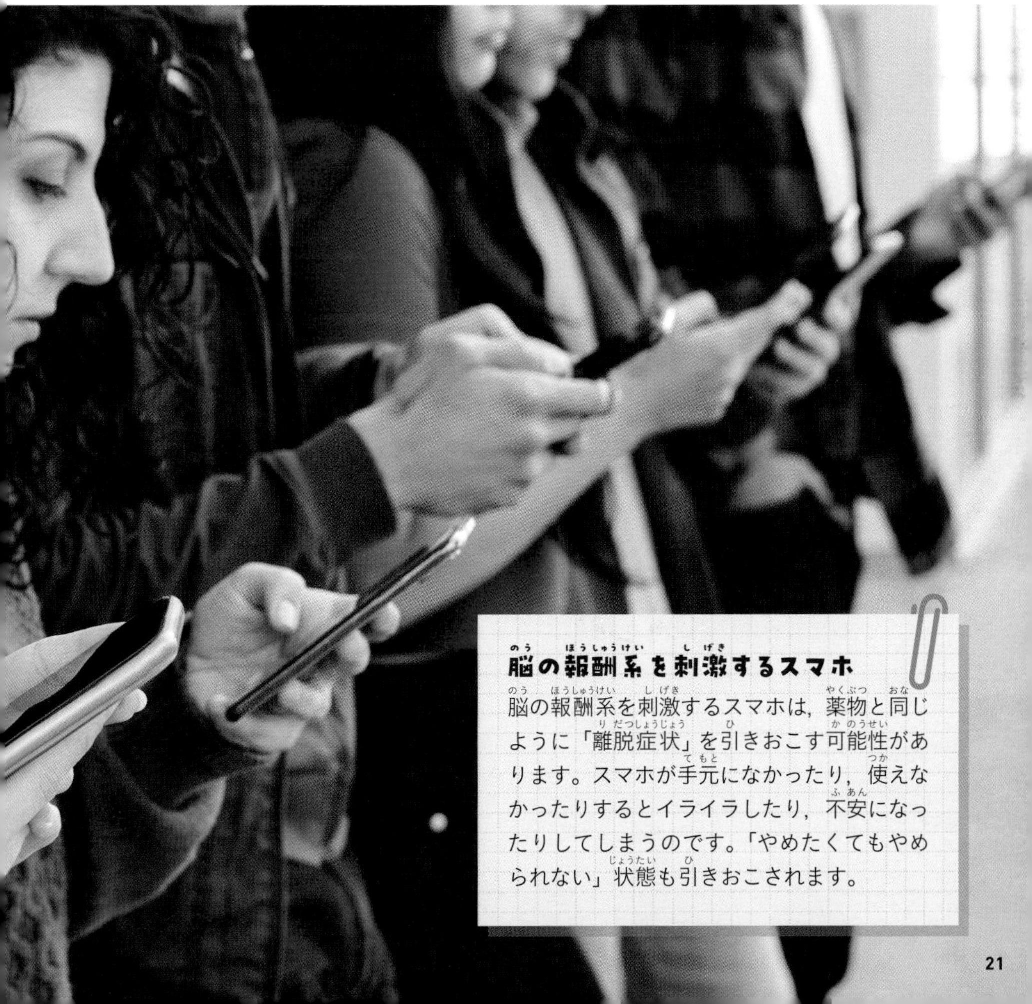

脳《のう》の報酬系《ほうしゅうけい》を刺激《しげき》するスマホ

脳《のう》の報酬系《ほうしゅうけい》を刺激《しげき》するスマホは，薬物《やくぶつ》と同《おな》じように「離脱症状《りだつしょうじょう》」を引《ひ》きおこす可能性《かのうせい》があります。スマホが手元《てもと》になかったり，使《つか》えなかったりするとイライラしたり，不安《ふあん》になったりしてしまうのです。「やめたくてもやめられない」状態《じょうたい》も引《ひ》きおこされます。

自分《じぶん》の“スマホ依存度《いぞんど》”を調《しら》べよう

スマホ依存症《いぞんしょう》かどうかをみきわめる重要《じゅうよう》なポイントの一《ひと》つは，スマホが生活《せいかつ》に悪影響《あくえいきょう》をあたえているかどうかです。

たとえば，夜中《よなか》までスマホを使《つか》っているせいで睡眠時間《すいみんじかん》が減《へ》っている，スマホを使《つか》っていないと不安《ふあん》で仕事《しごと》や勉強《べんきょう》に集中《しゅうちゅう》できない，といった状態《じょうたい》です。**ほかにすべきことがスマホの使用《しよう》によってさまたげられているのに，スマホの使用《しよう》をやめられない人《ひと》は，依存傾向《いぞんけいこう》が高《たか》いといえます**。

また，SNSをやめられない理由《りゆう》の一《ひと》つとして，「FOMO（Fear Of Missing Out）」も考《かんが》えられています。FOMOとは，楽《たの》しいことや重大《じゅうだい》なことなどを「見《み》のがす恐怖《きょうふ》」のことです。この恐怖《きょうふ》は，共同体《きょうどうたい》の仲間《なかま》とつながっていたいという，人間《にんげん》の原始的《げんしてき》な欲求《よっきゅう》にもとづいて生《しょう》じると考《かんが》えられています。そのためFOMOは，「（共同体《きょうどうたい》から）取《と》り残《のこ》されることの恐怖《きょうふ》」と訳《やく》されることもあります。

SNSは，インターネットでつながった共同体《きょうどうたい》のようなものです。**そのためSNSをチェックしていないとFOMOが生《しょう》じ，「何《なに》か見《み》のがしていないか？」と，ひっきりなしにチェックするようになるのです。**

スマホの依存傾向《いぞんけいこう》を調《しら》べるテスト

右《みぎ》の質問項目《しつもんこうもく》は，アメリカの心理学者《しんりがくしゃ》キンバリー・ヤング博士《はくし》によって開発《かいはつ》された「インターネット依存度《いぞんど》テスト（Internet Addiction Test：IAT）」で，東京大学大学院情報学環橋元研究室《とうきょうだいがくだいがくいんじょうほうがくかんはしもとけんきゅうしつ》と総務省《そうむしょう》情報通信政策研究所《じょうほうつうしんせいさくけんきゅうじょ》が行《おこな》ったスマホ依存《いぞん》に関《かん》する共同研究《きょうどうけんきゅう》で，依存度《いぞんど》の定義《ていぎ》に用《もち》いられたものです。それぞれの質《しつ》問《もん》について，5段階《だんかい》（1〜5）で回答《かいとう》し，合計点《ごうけいてん》が20〜39点《てん》の人《ひと》は平均的《へいきんてき》なスマホユーザーであり，問題《もんだい》はありません。40〜69点《てん》の人《ひと》は，スマホの依存傾向《いぞんけいこう》があります。70〜100点《てん》の人《ひと》は，スマホの依存傾向《いぞんけいこう》がかなり高《たか》いといえます。

ネット依存尺度《いぞんしゃくど》・調査質問項目《ちょうさしつもんこうもく》

それぞれの質問《しつもん》に，**1**（まったくない），**2**（まれにある），**3**（ときどきある），**4**（よくある），**5**（いつもある）の5段階《だんかい》で回答《かいとう》してください。

1.	気《き》がつくと，思《おも》っていたより長《なが》い時間《じかん》ネットをしていることがある	1	2	3	4	5
2.	ネットを長《なが》く利用《りよう》していたために，家庭《かてい》での役割《やくわり》や家事《かじ》（炊事《すいじ》，掃《そう》除《じ》，洗濯《せんたく》など）をおろそかにすることがある	1	2	3	4	5
3.	家族《かぞく》や友《とも》だちとすごすよりも，ネットを利用《りよう》したいと思《おも》うことがある	1	2	3	4	5
4.	ネットで新《あたら》しく知《し》り合《あ》いをつくることがある	1	2	3	4	5
5.	まわりの人《ひと》から，ネットを利用《りよう》する時間《じかん》や回数《かいすう》について文句《もんく》をいわれたことがある	1	2	3	4	5
6.	ネットをしている時間《じかん》が長《なが》くて，学校《がっこう》の成績《せいせき》が下《さ》がっている	1	2	3	4	5
7.	ネットが原因《げんいん》で，勉強《べんきょう》の能率《のうりつ》に悪影響《あくえいきょう》が出《で》ることがある	1	2	3	4	5
8.	ほかにやらなければならないことがあっても，まず先《さき》にソーシャルメディア（LINE，Facebookなど）やメールをチェックすることがある	1	2	3	4	5
9.	人《ひと》にネットで何《なに》をしているのか聞《き》かれたとき，いいわけをしたり，かくそうとしたりすることがある	1	2	3	4	5
10.	日々《ひび》の生活《せいかつ》の問題《もんだい》から気《き》をそらすために，ネットで時間《じかん》をすごすことがある	1	2	3	4	5
11.	気《き》がつけば，また次《つぎ》のネット利用《りよう》を楽《たの》しみにしていることがある	1	2	3	4	5
12.	ネットのない生活《せいかつ》は，退屈《たいくつ》で，むなしく，わびしいだろうと不安《ふあん》に思《おも》うことがある	1	2	3	4	5
13.	ネットをしている最中《さいちゅう》にだれかに邪魔《じゃま》をされると，いらいらしたり，怒《おこ》ったり，言《い》い返《かえ》したりすることがある	1	2	3	4	5
14.	夜遅《よるおそ》くまでネットをすることが原因《げんいん》で，睡眠時間《すいみんじかん》が短《みじか》くなっている	1	2	3	4	5
15.	ネットをしていないときでも，ネットのことを考《かんが》えてぼんやりしたり，ネットをしているところを空想《くうそう》したりすることがある	1	2	3	4	5
16.	ネットをしているとき「あと数分《すうふん》だけ」と自分《じぶん》でいいわけしていることがある	1	2	3	4	5
17.	ネットをする時間《じかん》や頻度《ひんど》を減《へ》らそうとしても，できないことがある	1	2	3	4	5
18.	ネットをしている時間《じかん》や回数《かいすう》を，人《ひと》にかくそうとすることがある	1	2	3	4	5
19.	だれかと外出《がいしゅつ》するより，ネットを利用《りよう》することを選《えら》ぶことがある	1	2	3	4	5
20.	ネットをしているときは何《なん》ともないが，ネットをしていないときはいらいらしたり，ゆううつな気持《きも》ちになったりする	1	2	3	4	5

スマホ読書《どくしょ》は，読解力《どっかいりょく》を低下《ていか》させる？

「スマホ読書《どくしょ》は紙《かみ》で読《よ》むよりも読解力《どっかいりょく》が低《ひく》くなる」という研究成果《けんきゅうせいか》が，2022年《ねん》に発表《はっぴょう》されました※1。日本《にほん》のある研究《けんきゅう》チームが，健康《けんこう》な大学生《だいがくせい》34人《にん》を対象《たいしょう》にスマホか紙《かみ》かで小説《しょうせつ》を読《よ》んでもらい，読《よ》み終《お》えたあとの読解力《どっかいりょく》の差《さ》を調《しら》べたところ，このような結果《けっか》が出《で》たのです。

さらに研究《けんきゅう》チームは，読書中《どくしょちゅう》の脳活動《のうかつどう》を「光《ひかり》トポグラフィー」という，脳《のう》の血流《けつりゅう》を測定《そくてい》する装置《そうち》で調《しら》べました。**すると，スマホ読書《どくしょ》では紙《かみ》の読書《どくしょ》にくらべて，脳《のう》の前頭前野《ぜんとうぜんや》が「過剰《かじょう》に活性化《かっせいか》」していることがわかったのです**。前頭前野《ぜんとうぜんや》は，記憶《きおく》や学習《がくしゅう》などの高度《こうど》な認知《にんち》機能《きのう》を調節《ちょうせつ》する機能《きのう》をにないます。過去《かこ》の研究《けんきゅう》※2では，脳《のう》が過剰《かじょう》に活動《かつどう》している状態《じょうたい》は読解力《どっかいりょく》を低下《ていか》させやすいことが示《しめ》されています。

なぜ，スマホ読書中《どくしょちゅう》に前頭前野《ぜんとうぜんや》が過剰《かじょう》に活性化《かっせいか》したのでしょうか？　研究《けんきゅう》チームは「呼吸《こきゅう》の状態《じょうたい》」が関係《かんけい》していると考《かんが》えています。「深《ふか》い呼吸《こきゅう》（ため息《いき》）」は集中力《しゅうちゅうりょく》を高《たか》めるなど，脳《のう》の認知機能《にんちきのう》によい効果《こうか》をもたらすことが知《し》られています。被験者《ひけんしゃ》の呼吸状態《こきゅうじょうたい》を調《しら》べたところ，紙《かみ》の読書《どくしょ》ではため息《いき》の回数《かいすう》が平均《へいきん》3.3回《かい》だったのに対《たい》して，スマホ読書《どくしょ》では1.8回《かい》でした。つまり，スマホ読書《どくしょ》では深《ふか》い呼吸《こきゅう》が抑制《よくせい》されていたのです。

以上《いじょう》の結果《けっか》から，研究《けんきゅう》チームは次《つぎ》のような仮説《かせつ》を立《た》てました。スマホ読書《どくしょ》では，スクリーンが発《はっ》する「ブルーライト」などの影響《えいきょう》で注意力《ちゅういりょく》が強制的《きょうせいてき》に高《たか》まり，深《ふか》い呼吸《こきゅう》の回数《かいすう》が減少《げんしょう》します。すると前頭前野《ぜんとうぜんや》が過剰《かじょう》に活性化《かっせいか》し，その結果《けっか》，読解力《どっかいりょく》が低下《ていか》するというのです。

スマホ読書《どくしょ》は紙《かみ》の読書《どくしょ》よりも読解力《どっかいりょく》が落《お》ちる

右《みぎ》のグラフは，スマホもしくは紙《かみ》の本《ほん》で2種類《しゅるい》の文章《ぶんしょう》（3000文字程度《もじていど》）を読《よ》んだあと，その内容《ないよう》の理解度《りかいど》を問《と》う問題《もんだい》を解《と》いてもらった際《さい》の正答率《せいとうりつ》を示《しめ》しています。いずれの場合《ばあい》もスマホによる読書《どくしょ》のほうが得点《とくてん》が低《ひく》くなっています。

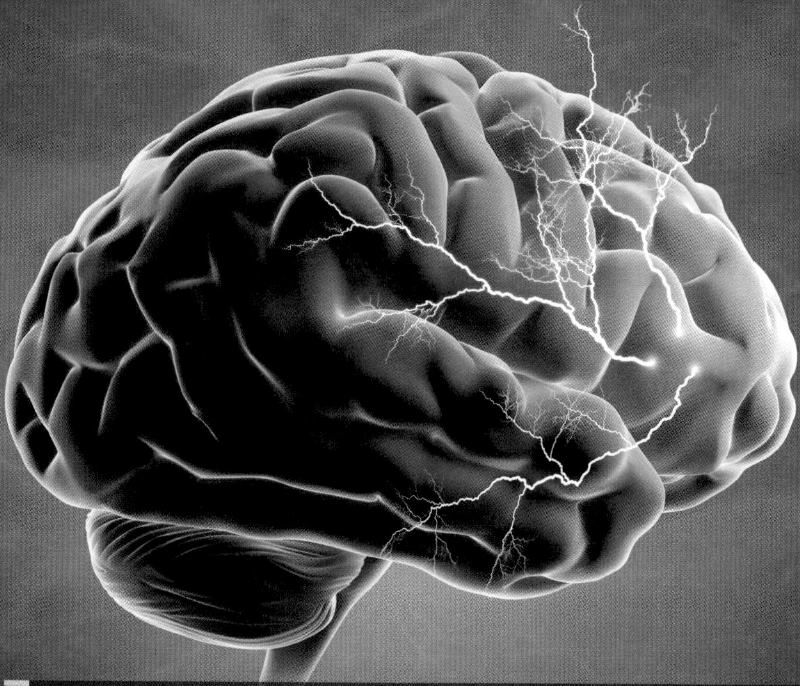

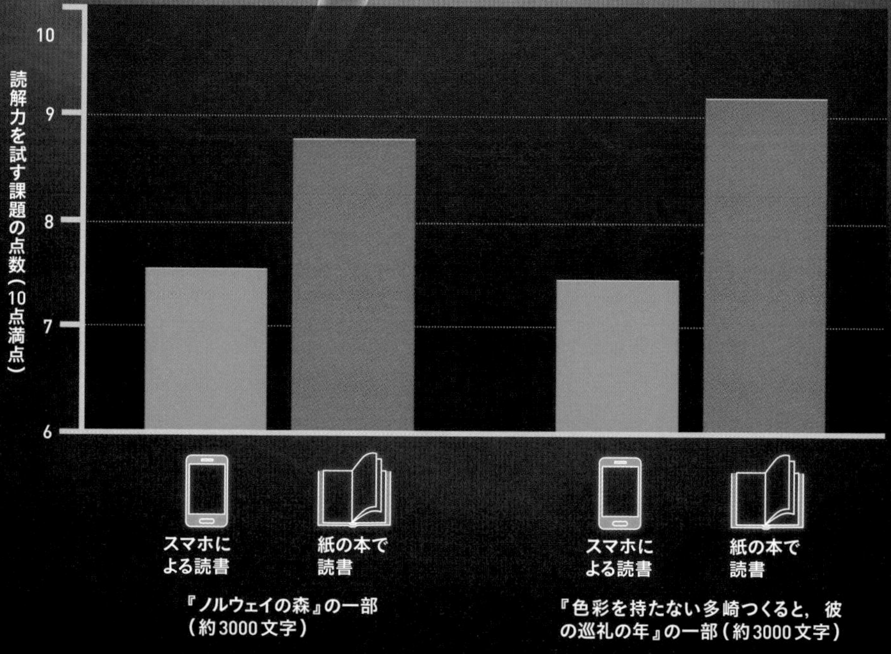

※1：Honma M, et al. Reading on a smartphone affects sigh generation, brain activity, and comprehension. Sci Rep. 2022; 12: 1589.

※2：Honma M, et al. Impairment of cross-modality of vision and olfaction in Parkinson disease. Neurology.

ポケットの中《なか》に スマホがあるだけで 集中力《しゅうちゅうりょく》が低下《ていか》？

アメリカのテキサス大学《だいがく》で，500人以上《にんいじょう》の大学生《だいがくせい》を対象《たいしょう》に行《おこな》われた実験《じっけん》があります※1。この実験《じっけん》では，被験者《ひけんしゃ》を，スマホを机《つくえ》の上《うえ》に置《お》く（①），かばんかポケットに入《い》れる（②），別《べつ》の部屋《へや》に置《お》く（③）という3種類《しゅるい》のグループに分《わ》け，記憶力《きおくりょく》や集中力《しゅうちゅうりょく》をはかるテストを行《おこな》いました。スマホは音《おと》や振動《しんどう》が出《で》ないように設定《せってい》しておきます。

実験《じっけん》の結果《けっか》，視界《しかい》に入《はい》るようにスマホを机《つくえ》の上《うえ》に置《お》いた被験者《ひけんしゃ》の成績《せいせき》が最《もっと》も低《ひく》く，別《べつ》の部屋《へや》に置《お》いた被験者《ひけんしゃ》が最《もっと》も高《たか》くなりました。**さらに，スマホをポケットやかばんに入《い》れて視界《しかい》に入《はい》らないようにした場合《ばあい》でも，別《べつ》の部屋《へや》にスマホを置《お》いた場合《ばあい》にくらべて成績《せいせき》が低下《ていか》していたのです**。

被験者《ひけんしゃ》は，実験後《じっけんご》のアンケートで「課題《かだい》に取《と》り組《く》んでいる際《さい》にスマホのことを考《かんが》えましたか？」という問《と》いに対《たい》し，全員《ぜんいん》が「いいえ」と答《こた》えていました。このことから，スマホが近《ちか》くにあると無意識《むいしき》のうちに気《き》を取《と》られてしまい，物事《ものごと》への認知機能《にんちきのう》が阻害《そがい》されるのではないかと考《かんが》えられています。

日本《にほん》の北海道大学《ほっかいどうだいがく》でも同様《どうよう》の実《じっ》験《けん》を行《おこな》ったところ，やはり目《め》に入《はい》るところにスマホを置《お》いておくグループのほうが成績《せいせき》が悪《わる》くなりました。ただし「スマホによる注意《ちゅうい》力妨害効果《りょくぼうがいこうか》」は，「ふだんからスマホをよく使《つか》う人《ひと》」と「あまり使《つか》わない人《ひと》」とでことなり，ヘビーユーザーのほうが妨害効果《ぼうがいこうか》が小《ちい》さい，という結果《けっか》になりました※2。

これは，ヘビーユーザーはスマホの存在《そんざい》を無視《むし》したり，抑制《よくせい》したりすることになれている一方《いっぽう》で，あまり使《つか》わない人《ひと》はこのようなことが不得手《ふえて》で，妨害効果《ぼうがいこうか》が強《つよ》くあらわれたためではないかと考《かんが》えられています。

スマホが視界《しかい》になくても集中力《しゅうちゅうりょく》が阻害《そがい》された

下《した》のグラフは，アメリカのテキサス大学《だいがく》で行《おこな》われた研究《けんきゅう》の結果《けっか》です。スマホを①机《つくえ》の上《うえ》に置《お》く，②かばんかポケットに入《い》れる，③別《べつ》の部屋《へや》に置《お》くという条件《じょうけん》下《か》で，記憶力《きおくりょく》をはかるテストを行《おこな》いました。その結果《けっか》，①〜③の順《じゅん》にテストの成績《せいせき》が向上《こうじょう》しました。

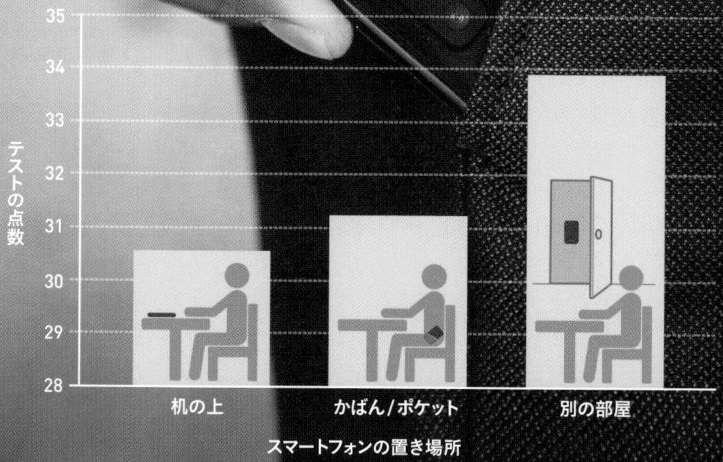

※1：Ward AF, et al. Brain drain: The mere presence of one's own smartphone reduces available cognitive capacity. J Consum Res. 2017; 2: 140-154.

※2：Ito M and Kawahara J. Effect of the presence of a mobile phone during a spatial visual search. Jpn Psychol Res. 2017; 59: 188-198.

ネットの使用頻度《しようひんど》が高《たか》いと，脳《のう》の発達《はったつ》が遅《おく》れる？

子供《こども》たちの間《あいだ》でも，「1日中《にちじゅう》スマホを手放《てばな》せず，長時間《ちょうじかん》，ゲームや動画鑑賞《どうがかんしょう》に熱中《ねっちゅう》している」という例《れい》がふえています。

長崎大学病院《ながさきだいがくびょういん》の研究《けんきゅう》チームは，コロナ禍《か》による2020年の全国一斉臨時休校後《ぜんこくいっせいりんじきゅうこうご》の長崎県《ながさきけん》の小中高校生《しょうちゅうこうこうせい》を対象《たいしょう》に，ゲーム依存症《いぞんしょう》の実地調査《じっちちょうさ》を行《おこな》いました。そして，調査対象者《ちょうさたいしょうしゃ》の7％にゲーム依存症《いぞんしょう》の可能性《かのうせい》があることや，ゲーム依存症《いぞんしょう》の子供《こども》に不登校《ふとうこう》，情緒《じょうちょ》や行動《こうどう》の問題《もんだい》，インターネット依存《いぞん》などの問題《もんだい》が並存《へいそん》していたことなどを明《あき》らかにしました※1。

また，近年《きんねん》では，インターネットの長時間使用《ちょうじかんしよう》は，脳《のう》の発達自体《はったつじたい》に悪影響《あくえいきょう》をあたえるという衝撃的《しょうげきてき》な研究成果《けんきゅうせいか》も出《で》ています。東北大学《とうほくだいがく》の研究《けんきゅう》グループは，3年《ねん》にわたって健康《けんこう》な小児《しょうに》（約《やく》200人《にん》）の脳《のう》を調査《ちょうさ》しつづけました。その結果《けっか》，インターネットを頻繁《ひんぱん》に使《つか》う子供《こども》では，そうではない子供《こども》にくらべて，脳《のう》の多《おお》くの領域《りょういき》で「灰白質《かいはくしつ》」と「白質《はくしつ》」※2の体積《たいせき》が小《ちい》さいことなどが突《つ》き止《と》められたのです※3。

体積《たいせき》が小《ちい》さくなっていた領域《りょういき》には，注意《ちゅうい》や意思決定《いしけってい》などにかかわる「外側前頭前皮質《がいそくぜんとうぜんひしつ》」と「前部帯状回《ぜんぶたいじょうかい》」，情動処理《じょうどうしょり》にかかわる「島皮質《とうひしつ》」，言語処理《げんごしょり》にかかわる「側頭皮質《そくとうひしつ》」，報酬系《ほうしゅうけい》にかかわる「眼窩皮質《がんかひしつ》」，社会認知機能《しゃかいにんちきのう》にかかわる「後部帯状回《こうぶたいじょうかい》」などが含《ふく》まれていました。小児期《しょうにき》のインターネット使用習慣《しようしゅうかん》が，言語知能《げんごちのう》の発達《はったつ》にともなう脳《のう》の体積増加《たいせきぞうか》を広範囲《こうはんい》に障害《しょうがい》する可能性《かのうせい》が示《しめ》されたのです。

とはいえ，授業《じゅぎょう》や家庭学習《かていがくしゅう》にタブレットを取《と》り入《い》れている学校《がっこう》も少《すく》なくありません。ゲームや動画鑑賞《どうがかんしょう》なども含《ふく》め，子供《こども》をデジタルの世界《せかい》から隔絶《かくぜつ》することは，もはや不可能《ふかのう》と思《おも》われます。**そのため専門家《せんもんか》の多《おお》くが，「使《つか》わないようにする」のではなく，子供《こども》の発達《はったつ》や健康《けんこう》への影響《えいきょう》を考《かんが》えたうえで，どのように使《つか》うべきかを定《さだ》めたガイドラインづくりを急《いそ》ぐべき，と主張《しゅちょう》しています**※4。

※1：Yamamoto N, et al. Game-related behaviors among children and adolescents after school closure during the COVID-19 pandemic: A cross-sectional study. Psychiatry Clin Neurosci Rep. 2022; 1: e37.

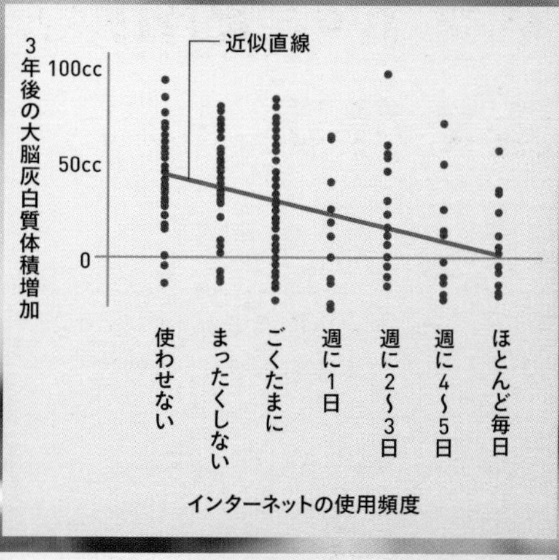

灰白質《かいはくしつ》の体積増加《たいせきぞうか》がおさえられた領域《りょういき》（赤色《あかいろ》）

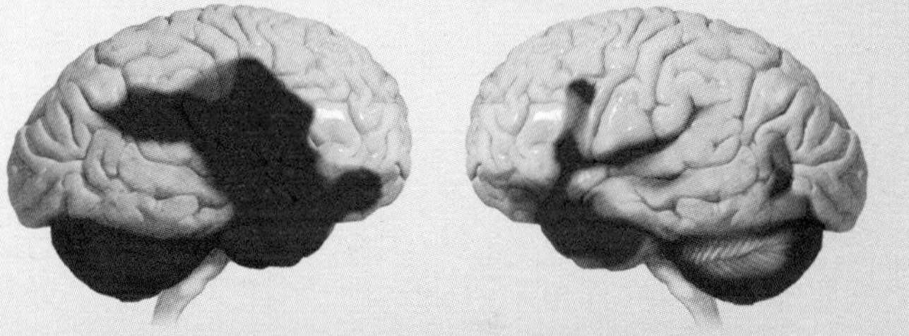

Human Brain Mapping 2018 DOI: 10.1002/hbm.24286の図を参考に作成

ネットの使用頻度《しようひんど》が高《たか》い子供《こども》で，脳《のう》の発達《はったつ》に遅《おく》れがみられた

上《うえ》のグラフは，インターネットの使用頻度《しようひんど》と，3年後《ねんご》の大脳灰白質《だいのうかいはくしつ》の体積増加《たいせきぞうか》の関係《かんけい》です。インターネットを使《つか》わせない場合《ばあい》，3年間《ねんかん》で約《やく》50cc増加《ぞうか》しましたが，ほとんど毎日使《まいにちつか》っていた場合《ばあい》は灰白質《かいはくしつ》の体積《たいせき》の増加《ぞうか》がおさえられました。その下《した》の図《ず》は，インターネットの使用《しよう》によって，灰白質《かいはくしつ》の体積増加《たいせきぞうか》がおさえられたおおよその領域《りょういき》を，それぞれ右脳《うのう》（左《ひだり》）と左脳《さのう》（右《みぎ》）で赤《あか》く示《しめ》したものです。

※2：灰白質はニューロンが密集した，白っぽい灰色の場所。白質はニューロンからのびた神経線維の束。

※3：Takeuchi H, et al. Impact of frequency of internet use on development of brain structures and verbal intelligence: Longitudinal analyses. Hum Brain Mapp. 2018; 39: 4471-4479.

※4：Straker L, et al. Conflicting Guidelines on Young Children's Screen Time and Use of Digital Technology Create Policy and Practice Dilemmas. J Pediatr. 2018; 202: 300-303.

10代《だい》の7割《わり》が，スマホで寝不足《ねぶそく》傾向《けいこう》

スマホの問題《もんだい》は，ブルーライトだけではない！

寝《ね》る前《まえ》にスマホを通《つう》じて悪《わる》い情報《じょうほう》にふれ，ストレスを受《う》けると，体内《たいない》では「コルチゾール」というホルモンが分泌《ぶんぴつ》されます。コルチゾールは交感神経《こうかんしんけい》を活性化《かっせいか》させ，入眠《にゅうみん》をさまたげます。これはスマホに限《かぎ》った話《はなし》ではありませんが，スマホは手軽《てがる》に操作《そうさ》できるため，とくに注意《ちゅうい》が必要《ひつよう》です。

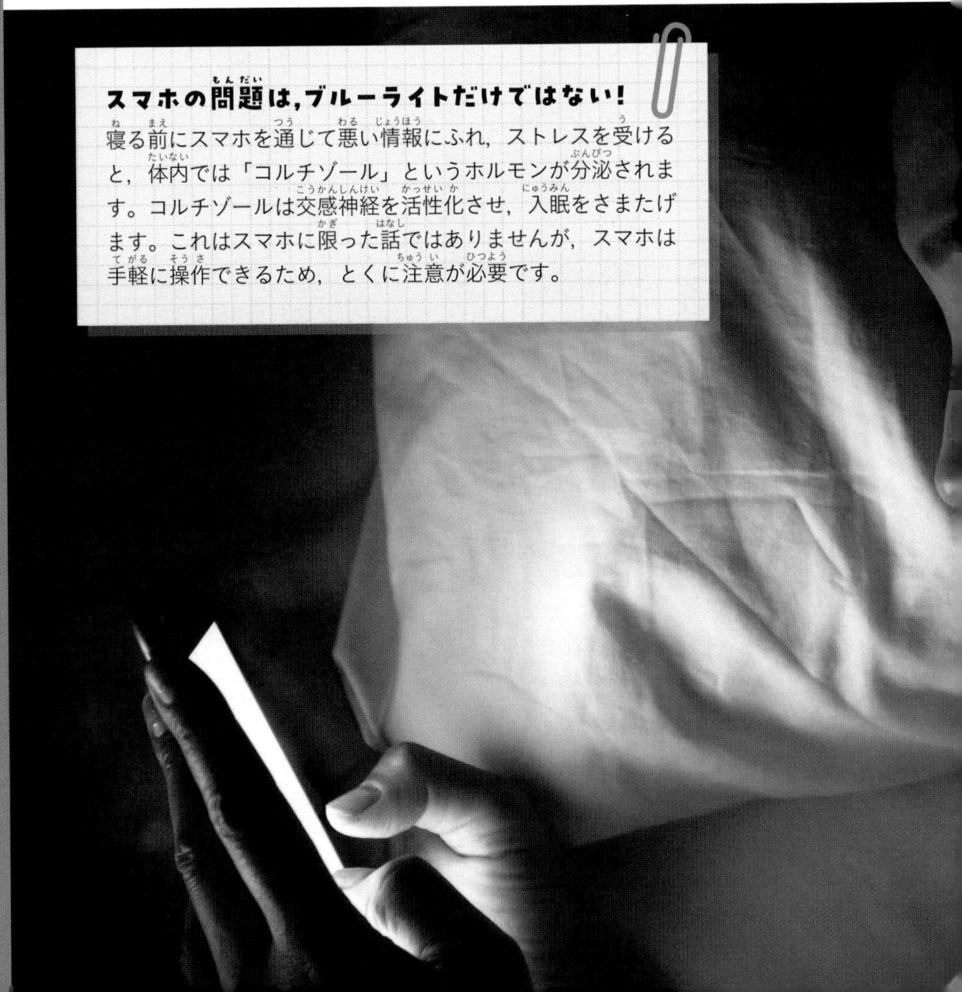

15～79歳《さい》の男女《だんじょ》，約《やく》6200人《にん》を対象《たいしょう》に行《おこな》った日本《にほん》での調査《ちょうさ》によると，スマホを使《つか》う人《ひと》の43％が「使用《しよう》で睡眠時間《すいみんじかん》が減《へ》った経験《けいけん》がある」と回答《かいとう》しています。この傾向《けいこう》は，10代《だい》に最《もっと》も多《おお》くみられました。

睡眠障害《すいみんしょうがい》は，抑《よく》うつ状態《じょうたい》※や不安《ふあん》，孤独感《こどくかん》などをまねきます。睡眠不足《すいみんぶそく》の脳《のう》では，感情《かんじょう》をつかさどる「扁桃体《へんとうたい》」をおさえる機能《きのう》が弱《よわ》まり，ささいなことで不安《ふあん》を感《かん》じやすくなるのです。

スマホが睡眠《すいみん》をさまたげる要因《よういん》の一《ひと》つとして考《かんが》えられるのが，スクリーンから発《はっ》せられる「ブルーライト」です。ブルーライトが目《め》に入《はい》ると，「メラトニン」というホルモンの分泌《ぶんぴつ》がおさえられます。通常《つうじょう》，メラトニンは夜間《やかん》に多《おお》く，昼間《ひるま》は少《すく》なくなるように制御《せいぎょ》されており，この分《ぶん》泌《ぴつ》リズムが「夜《よる》は眠《ねむ》くなり，朝《あさ》に目《め》覚《ざ》める」という生活《せいかつ》をつくります。

しかし，夜間《やかん》にスマホを使用《しよう》すると，ふえるはずのメラトニンがふえなくなり，眠《ねむ》れなくなるのです。

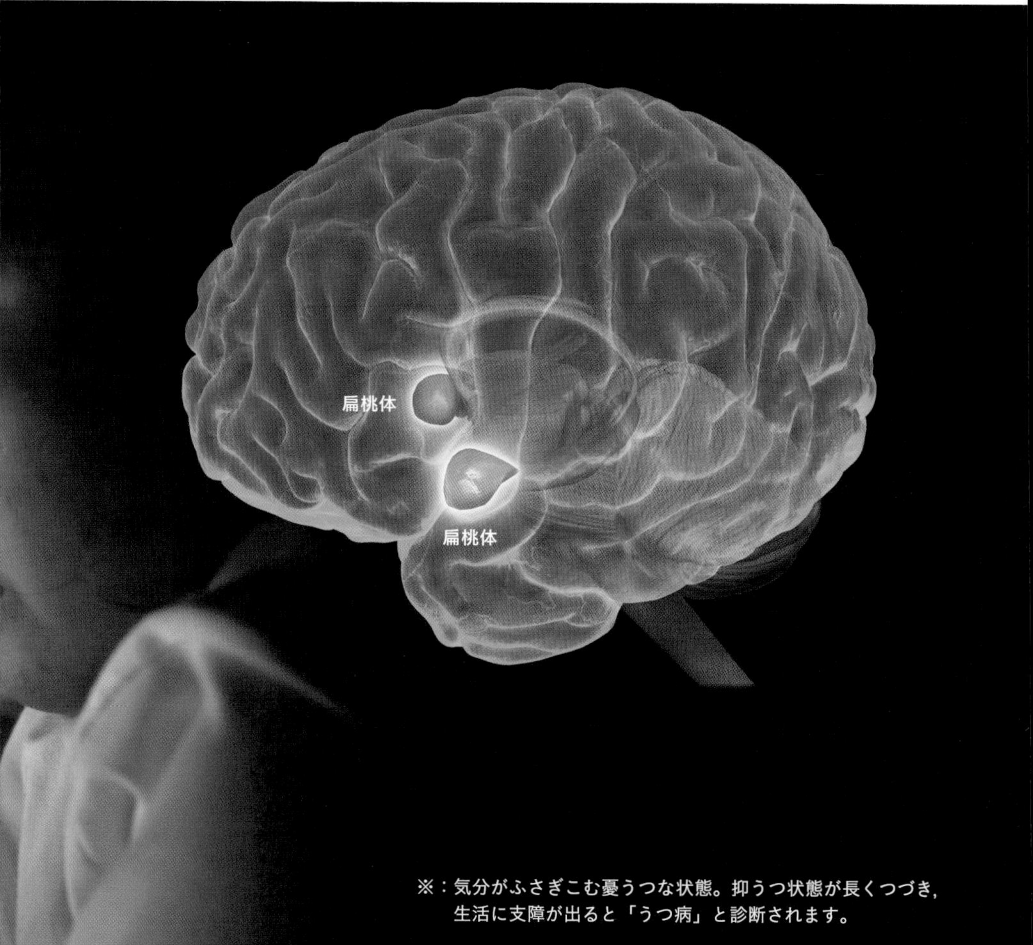

※：気分がふさぎこむ憂うつな状態。抑うつ状態が長くつづき，生活に支障が出ると「うつ病」と診断されます。

現代人《げんだいじん》がおちいる「デジタル健忘症《けんぼうしょう》」とは

「はじめて会《あ》った人《ひと》の名前《なまえ》」など，必要《ひつよう》なことを短《みじか》い時間《じかん》だけ覚《おぼ》えておく記憶《きおく》を「短期《たんき》記憶《きおく》」といいます。短期記憶《たんききおく》は，くりかえし思《おも》いだすことで情報《じょうほう》が脳内《のうない》で安定化《あんていか》（固定《こてい》）され，簡単《かんたん》には忘《わす》れない「長期記憶《ちょうききおく》」となります。

ところが，「覚《おぼ》えておくべき情報《じょうほう》を写真《しゃしん》に撮《と》って保存《ほぞん》」というように，スマホを外部記憶装置《がいぶきおくそうち》として使《つか》っていると，このような脳《のう》の記憶回路《きおくかいろ》が使《つか》われなくなり，得《え》た情報《じょうほう》をすぐに忘《わす》れて思《おも》いだせなくなるのではないか，と懸念《けねん》されています。

デジタル機器《きき》の使《つか》いすぎによって認知症《にんちしょう》のような症状《しょうじょう》が出《で》ることを「デジタル健忘症《けんぼうしょう》」や「スマホ認知症《にんちしょう》」とよぶこともあります。いずれも医学的《いがくてき》に定義《ていぎ》された言葉《ことば》ではなく，スマホの使《つか》いすぎによってあらわれる症状《しょうじょう》をわかりやすく表現《ひょうげん》したものです。

カナダの研究《けんきゅう》チームの報告《ほうこく》によれば，デジタル依存《いぞん》は脳《のう》の白質《はくしつ》と灰白質《かいはくしつ》の体積《たいせき》を異常《いじょう》にし，最近《さいきん》のできごとを覚《おぼ》えられない状態《じょうたい》（順行性健忘《じゅんこうせいけんぼう》），昔《むかし》のことを思《おも》いだせない状態《じょうたい》（逆行性健忘《ぎゃっこうせいけんぼう》），集中力《しゅうちゅうりょく》の障害《しょうがい》などを含《ふく》む軽度認知障害《けいどにんちしょうがい》（MCI）のような状態《じょうたい》を引《ひ》きおこす可能性《かのうせい》があるといいます。また同研究《どうけんきゅう》チームは，「現在《げんざい》のようなスマホの使用状況《しようじょうきょう》がつづけば，2060年以降《ねんいこう》，アルツハイマー病《びょう》に関連《かんれん》した認知症《にんちしょう》が4〜6倍《ばい》にふえるだろう」というショッキングな予測《よそく》も発表《はっぴょう》しています※[1]。

一方《いっぽう》で，デジタル健忘症《けんぼうしょう》を懐疑的《かいぎてき》にみる研究者《けんきゅうしゃ》もいます。過度《かど》なスマホ使用《しよう》によって記憶力《きおくりょく》が低下《ていか》することを直接的《ちょくせつてき》に示《しめ》すデータは，今《いま》のところ得《え》られていません。それどころか，「重要《じゅうよう》な情報《じょうほう》をスマホに保存《ほぞん》しておくことで，ほかの情報《じょうほう》をより多《おお》く記憶《きおく》できた」とする実験結果《じっけんけっか》の報告《ほうこく》もあります※[2]。

いずれにしても，スマホが私《わたし》たちの認知機能《にんちきのう》にあたえる長期的《ちょうきてき》な影響《えいきょう》は未知数《みちすう》で，今後《こんご》の研究《けんきゅう》を注視《ちゅうし》していく以外《いがい》になさそうです。

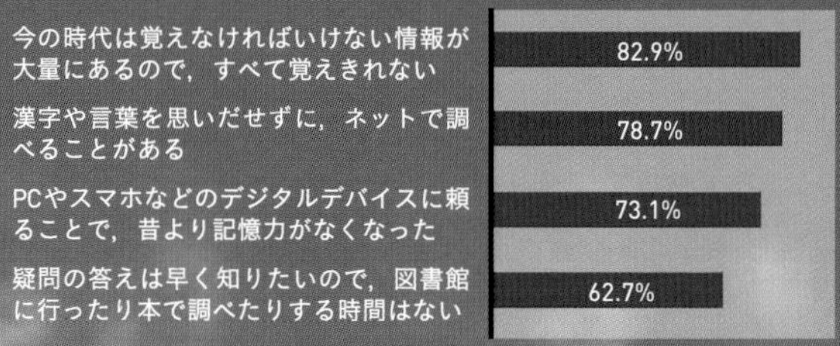

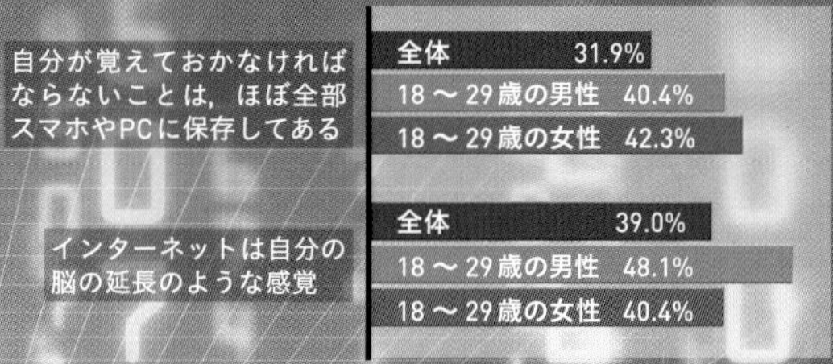

18～29歳男性《さいだんせい》の約半数《やくはんすう》が「インターネットは脳《のう》の延長《えんちょう》」のような感覚《かんかく》

上《うえ》に示《しめ》したグラフは，デジタル健忘症《けんぼうしょう》の名《な》づけ親《おや》とされるロシアのカスペルスキー社《しゃ》が，日本《にほん》でインターネットを利用《りよう》する18～69歳《さい》の623人《にん》を対象《たいしょう》に，アンケート調査《ちょうさ》を行《おこな》った結果《けっか》です。

※1：Manwell LA, et al. Digital dementia in the internet generation: excessive screen time during brain development will increase the risk of Alzheimer's disease and related dementias in adulthood. J Integr Neurosci. 2022; 21: 28.
※2：Dupont D, et al. Value-based routing of delayed intentions into brain-based versus external memory stores. J Exp Psychol Gen. 2023; 152: 175-187.

親《おや》のスマホ使用《しよう》が，子供《こども》に悪影響《あくえいきょう》をおよぼすことも

親《おや》のスマホ使用《しよう》によって親子《おやこ》間《かん》の交流《こうりゅう》が阻害《そがい》され，悪影《あくえい》響《きょう》が出《で》ることを「テクノフェレンス」といいます。

アメリカのイリノイ州立大学《しゅうりつだいがく》が183組《くみ》の親子《おやこ》（親《おや》は18歳以上《さいいじょう》，子《こ》供《ども》は5歳以下《さいいか》）を対象《たいしょう》に調査《ちょうさ》を行《おこな》ったところ，「48％の親《おや》が，1日《にち》に3回以上《かいいじょう》，テクノフェレンスがおきていると回答《かいとう》した」と報告《ほうこく》しています[※1]。**さらに，0～5歳《さい》の子《こ》供《ども》と親《おや》を対象《たいしょう》にした観察《かんさつ》により「テクノフェレンスは，子供《こども》の不《ふ》満《まん》，多動《たどう》，癇癪《かんしゃく》などと関連《かんれん》する」と指摘《してき》しています**[※2]。

子供《こども》は1歳前後《さいぜんご》から言葉《ことば》を発《はっ》し，6歳《さい》ごろには自分《じぶん》が体験《たいけん》したことを物語《ものがた》って相手《あいて》に伝《つた》えるようになります。そのため，この時期《じき》のテクノフェレンスは，語彙《ごい》の獲得《かくとく》や言葉《ことば》の発達《はったつ》にも悪影響《あくえいきょう》をおよぼすと考《かんが》えられています。

親《おや》のスマホ依存《いぞん》がおよぼす影《えい》響《きょう》は，テクノフェレンスにとどまりません。**たとえば，「親《おや》がスマホ依存《いぞん》だと，子供《こども》も青年期《せいねんき》になったときに依存《いぞん》になりやすい」という報告《ほうこく》があります**[※3]。スマホ依存《いぞん》の親《おや》は，子供《こども》にスマホやタブレット端末《たんまつ》をあたえてアニメを見《み》せるなどで，「子守《こもり》がわり」にしがちです。このような子《こ》どもは，「すぐにスマホやタブレット端末《たんまつ》をほしがり，注意《ちゅうい》してもがまんできない傾向《けいこう》がある」といいます[※4]。

※1：McDaniel BT and Radesky JS. Technoference: Parent Distraction With Technology and Associations With Child Behavior Problems. Child Dev. 2018; 89: 100-109.

※2：McDaniel BT and Radesky JS. Technoference: longitudinal associations between parent technology use, parenting stress, and child behavior problems. Pediatr Res. 2018; 84: 210-218.

※3：Gong J, et al. How parental smartphone addiction affects adolescent smartphone addiction: The effect of the parent-child relationship and parental bonding. J Affect Disord. 2022; 307: 271-277.

※4：公益財団法人電気通信普及財団. 研究調査助成報告書. 第35号 2020年度.

親《おや》がスマホを使《つか》いがちな場面《ばめん》

データは,『育児《いくじ》とICT―乳幼児《にゅうようじ》のスマホ依存《いぞん》, 育児中《いくじちゅう》のデジタル機《き》器利用《きりよう》, 育児《いくじ》ストレス』(東京大学《とうきょうだいがく》大学院情報学環情報学研究《だいがくいんじょうほうがくかんじょうほうがくけんきゅう》調《ちょう》査《さ》研究編《けんきゅうへん》)の一部《いちぶ》を示《しめ》しました。

公園《こうえん》など外《そと》での遊《あそ》びの時間《じかん》

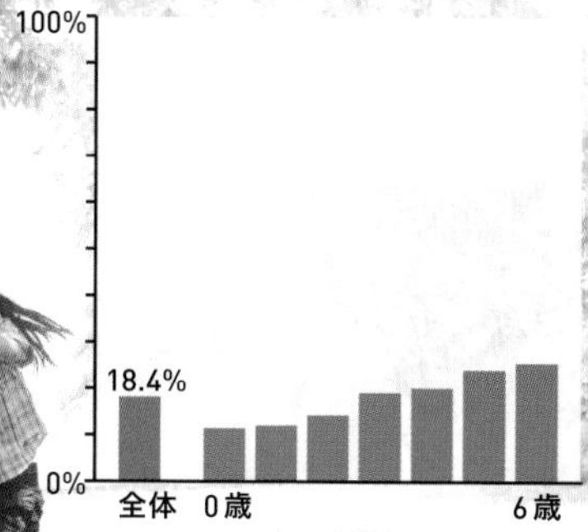

自宅《じたく》での遊《あそ》びの時間《じかん》

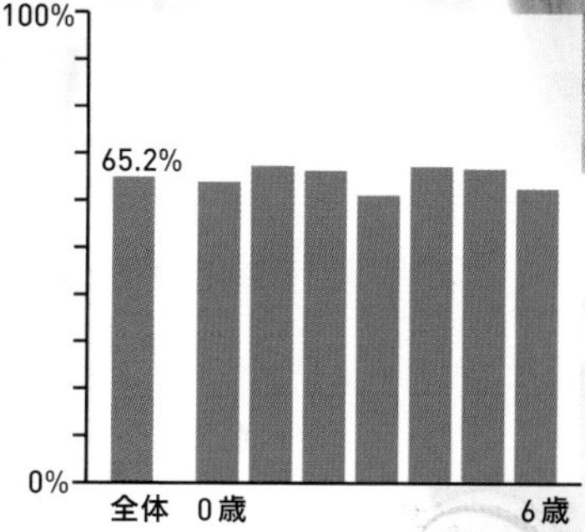

授乳中《じゅにゅうちゅう》(過去《かこ》の経験《けいけん》も含《ふく》む)

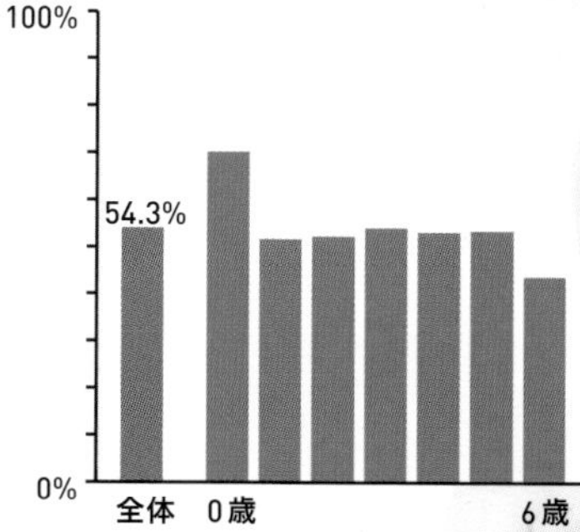

Column コーヒーブレイク COFFEE BREAK

脳《のう》と体《からだ》の各部《かくぶ》の神経《しんけい》をつなげる脊髄《せきずい》

脊髄《せきずい》と運動神経《うんどうしんけい》・感覚神経《かんかくしんけい》

左《ひだり》ページでは，脊髄《せきずい》の構造《こうぞう》と，そこからのびる脊髄神経《せきずいしんけい》の位置関係《いちかんけい》を示《しめ》しました。右《みぎ》ページでは，運動《うんどう》の指令《しれい》が伝《つた》わる経路《けいろ》を示《しめ》しました。

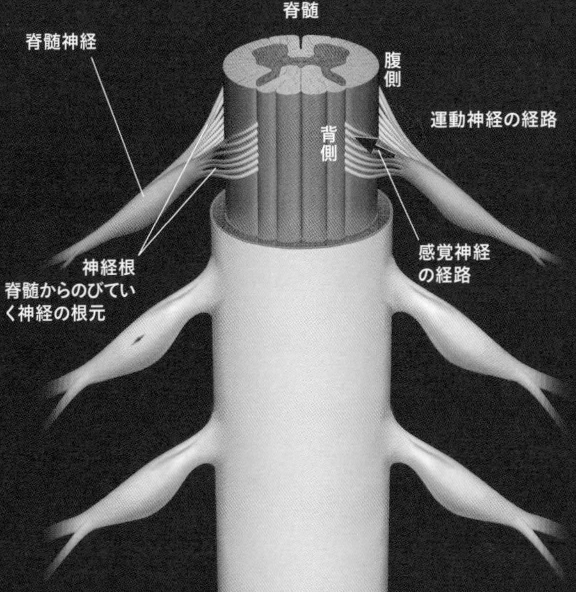

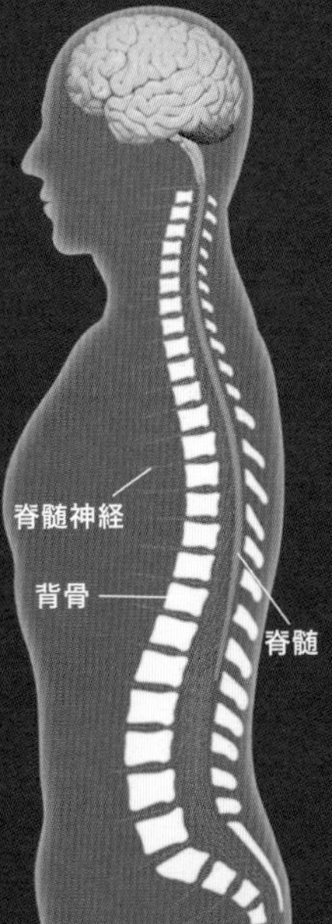

脊髄《せきずい》は，3層《そう》からなる髄膜《ずいまく》に包《つつ》まれ，さらに背骨《せぼね》（脊椎《せきつい》）に囲《かこ》まれており，幾重《いくえ》にも守《まも》られています。

背《せ》骨《ぼね》の中央《ちゅうおう》を通《とお》っている脊髄《せきずい》は，脳《のう》と体《からだ》を連続《れんぞく》してつなげる神経線維《しんけいせんい》の束《たば》です。

脊髄《せきずい》は脳《のう》からの指令《しれい》を体《からだ》の各部《かくぶ》に伝《つた》える役割《やくわり》をになっていますが，脳《のう》にかわって体《からだ》のはたらきや運動《うんどう》の一部《いちぶ》を制御《せいぎょ》することもあります。たとえば，飛《と》んできたボールをとっさによけたり，熱《あつ》いものにさわったときに瞬時《しゅんじ》に手《て》を引《ひ》っこめたりします。こうした反応《はんのう》を「脊髄《せきずい》反射《はんしゃ》」といい，脳《のう》の処理《しょり》を経由《けいゆ》せずに行《おこな》われています。

脊髄《せきずい》に接続《せつぞく》する末梢神経《まっしょうしんけい》は全部《ぜんぶ》で31対《つい》あり，背骨《せぼね》の間《あいだ》から左右《さゆう》にのびています。このうち背側《はいそく》の神経《しんけい》は体《からだ》の各部《かくぶ》からの情報《じょうほう》を脊髄《せきずい》に伝《つた》え，腹側《ふくそく》の神経《しんけい》は脳《のう》や脊髄《せきずい》からの命令《めいれい》を体《からだ》の筋肉《きんにく》に伝《つた》えています。

私《わたし》たちがスマホを自在《じざい》に操《あやつ》ったり，さまざまな運動《うんどう》を行《おこな》ったりできるのは，脊髄《せきずい》が外部《がいぶ》からの情報《じょうほう》を脳《のう》へ伝《つた》え，脳《のう》から出《だ》された指令《しれい》を手足《てあし》などに送《おく》っているからなのです。

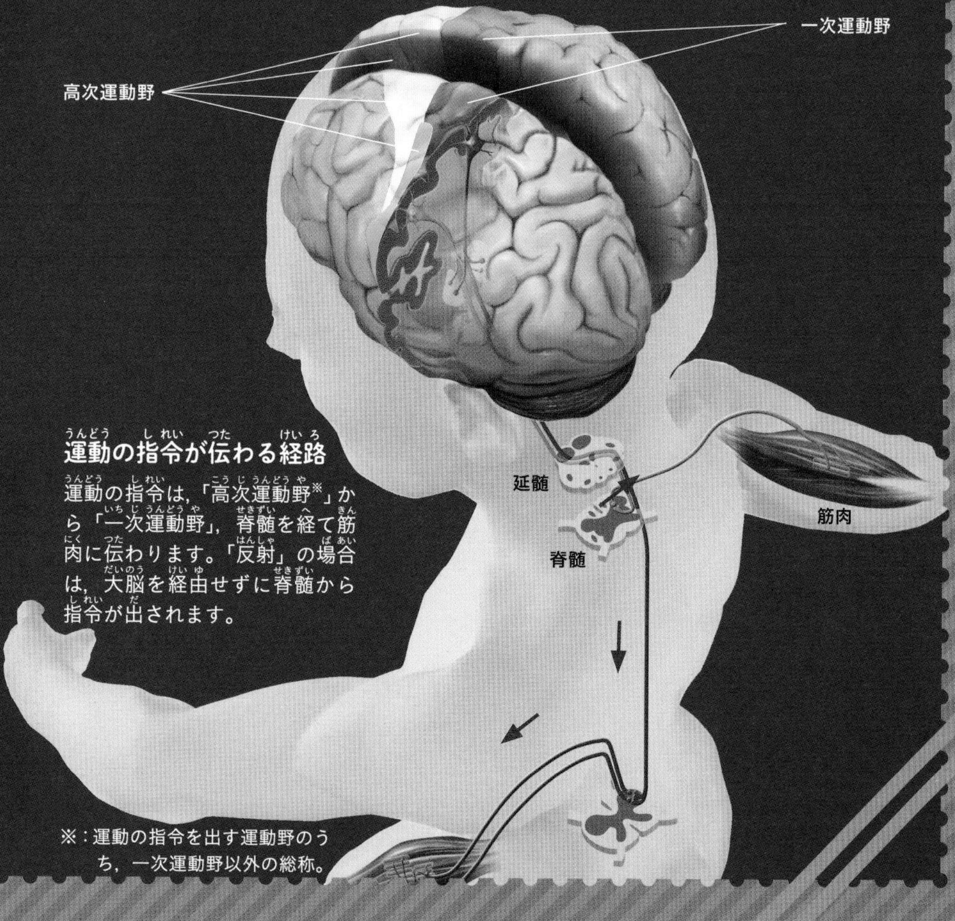

運動《うんどう》の指令《しれい》が伝《つた》わる経路《けいろ》

運動《うんどう》の指令《しれい》は，「高次運動野《こうじうんどうや》※」から「一次運動野《いちじうんどうや》」，脊髄《せきずい》を経《へ》て筋肉《きんにく》に伝《つた》わります。「反射《はんしゃ》」の場合《ばあい》は，大脳《だいのう》を経由《けいゆ》せずに脊髄《せきずい》から指令《しれい》が出《だ》されます。

※：運動の指令を出す運動野のうち，一次運動野以外の総称。

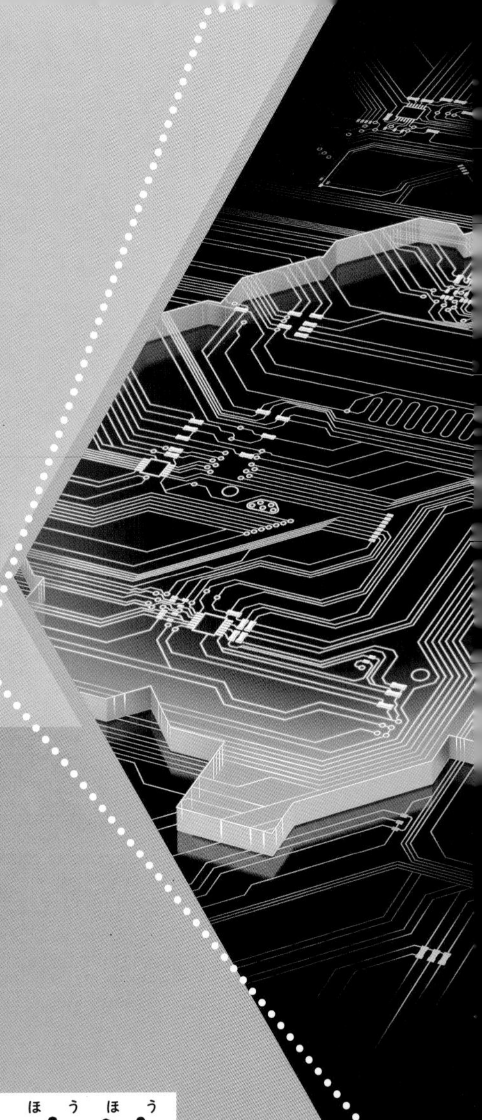

2

スマホを味方《みかた》につける方法《ほうほう》

さまざまな便利《べんり》機能《きのう》が搭載《とうさい》され，いつでもどこでも持《も》ち歩《ある》けるスマホは，私《わたし》たちの生活《せいかつ》になくてはならない存在《そんざい》です。しかし，「スマホがなくては何《なに》もできない」のでは，困《こま》りますよね。2章《しょう》では，スマホを上手《じょうず》に活用《かつよう》する方法《ほうほう》を考《かんが》えましょう。

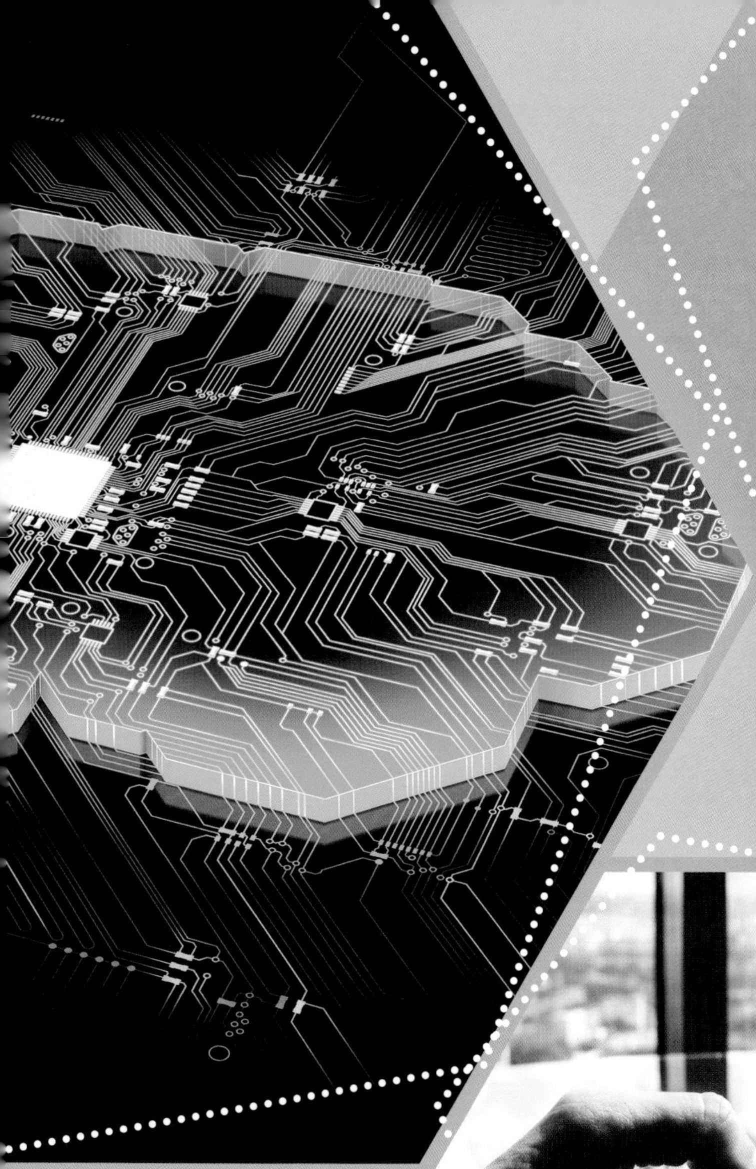

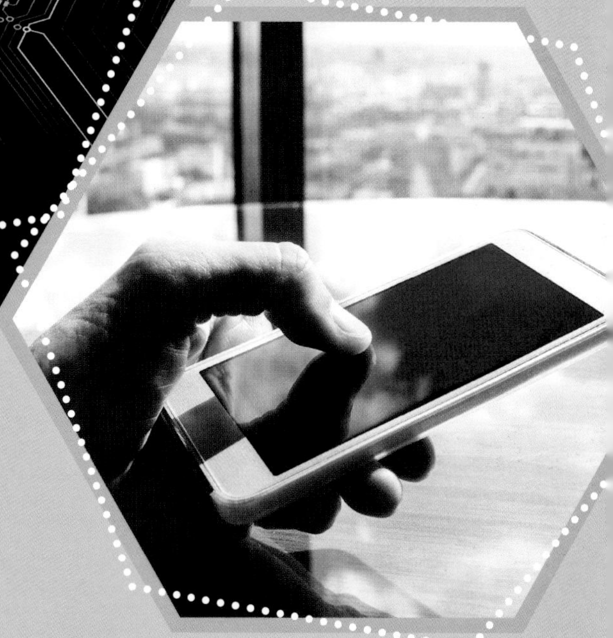

スマホの使用時間《しようじかん》を制限《せいげん》するには

自分《じぶん》でコントロールすることが大切《たいせつ》

スマホの使用《しよう》を完全《かんぜん》にやめたり，アプリを片《かた》っ端《ぱし》からアンインストールしたりする必要《ひつよう》はありません。重要《じゅうよう》なのは，スマホの使用時間《しようじかん》をしっかり把握《はあく》し，自分《じぶん》でコントロールすることです。

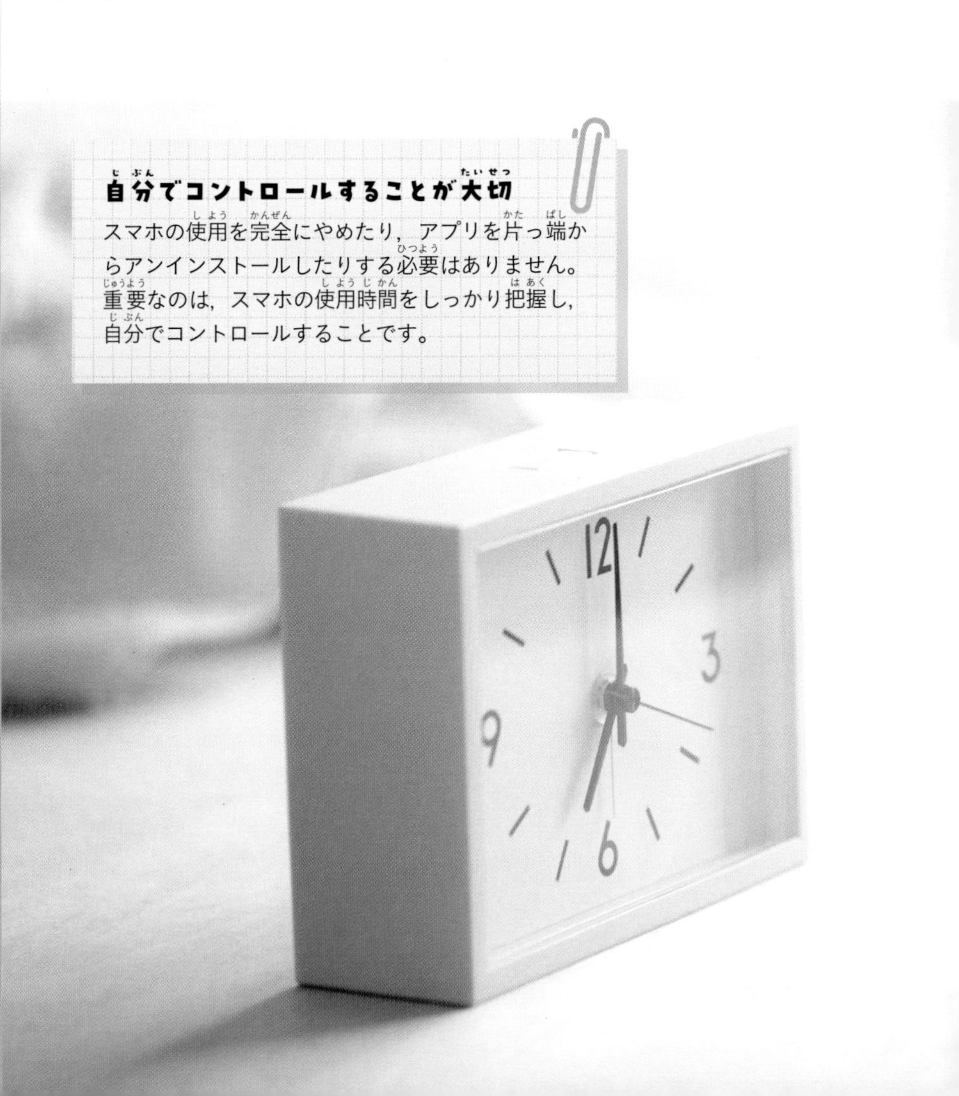

スマホを使《つか》っていたら思《おも》った以《い》上《じょう》の時間《じかん》がたっていた，という経験《けいけん》はありませんか？　スマホを必要《ひつよう》以上《いじょう》に使《つか》っているという自覚《じかく》のある人《ひと》は，自分《じぶん》がどのくらいの時間《じかん》をスマホに費《つい》やしているのかを，把《は》握《あく》してみましょう。

専用《せんよう》のアプリを使《つか》えば，1日《にち》のスマホ使用時間《しようじかん》を簡単《かんたん》に把握《はあく》できます。たとえば，最近《さいきん》のiPhoneには「スクリーンタイム」，Androidには「Digital Wellbeing ツール」という機能《きのう》があり，スマホの使用時間《しようじかん》やその内訳《うちわけ》などが把握《はあく》できます。なお，これらを用《もち》いれば，アプリの使用時間《しようじかん》を制限《せいげん》することも可能《かのう》です。

また，スマホの使用《しよう》をやめる動機《どうき》がないと，だらだらと使《つか》いつづけてしまいがちです。そのため，**まずは1日《にち》のスケジュールを決《き》め，自分《じぶん》がその日《ひ》に何《なに》をすべきなのかを明確《めいかく》にしましょう**。そうすることで，スマホの使用時間《しようじかん》もおのずと決《き》まってくるはずです。

スマホの使用時間《しようじかん》を把握《はあく》する

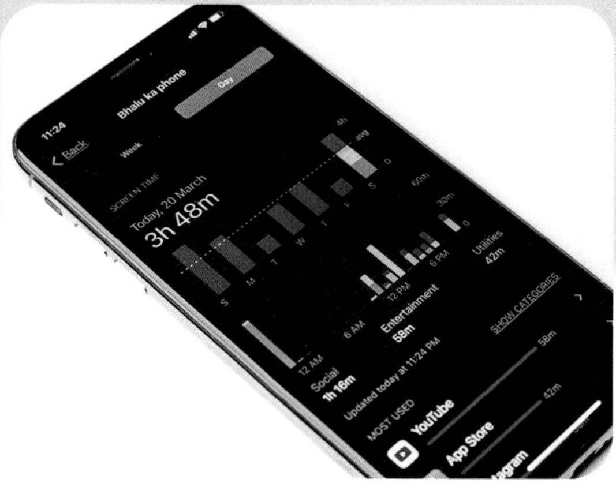

1日《にち》のスケジュールを明確《めいかく》にする

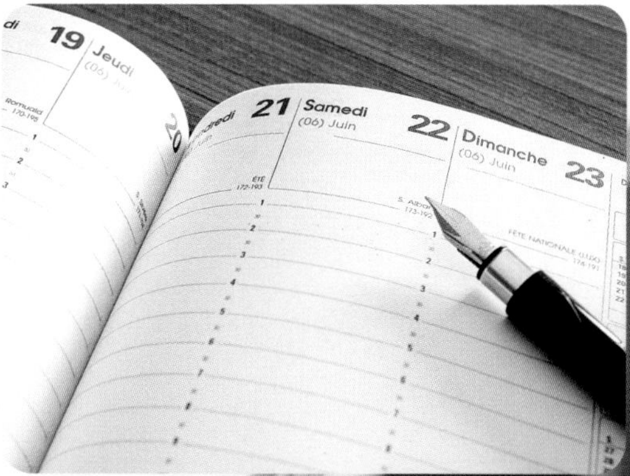

スマホは，人《ひと》の気《き》をひくようにできている

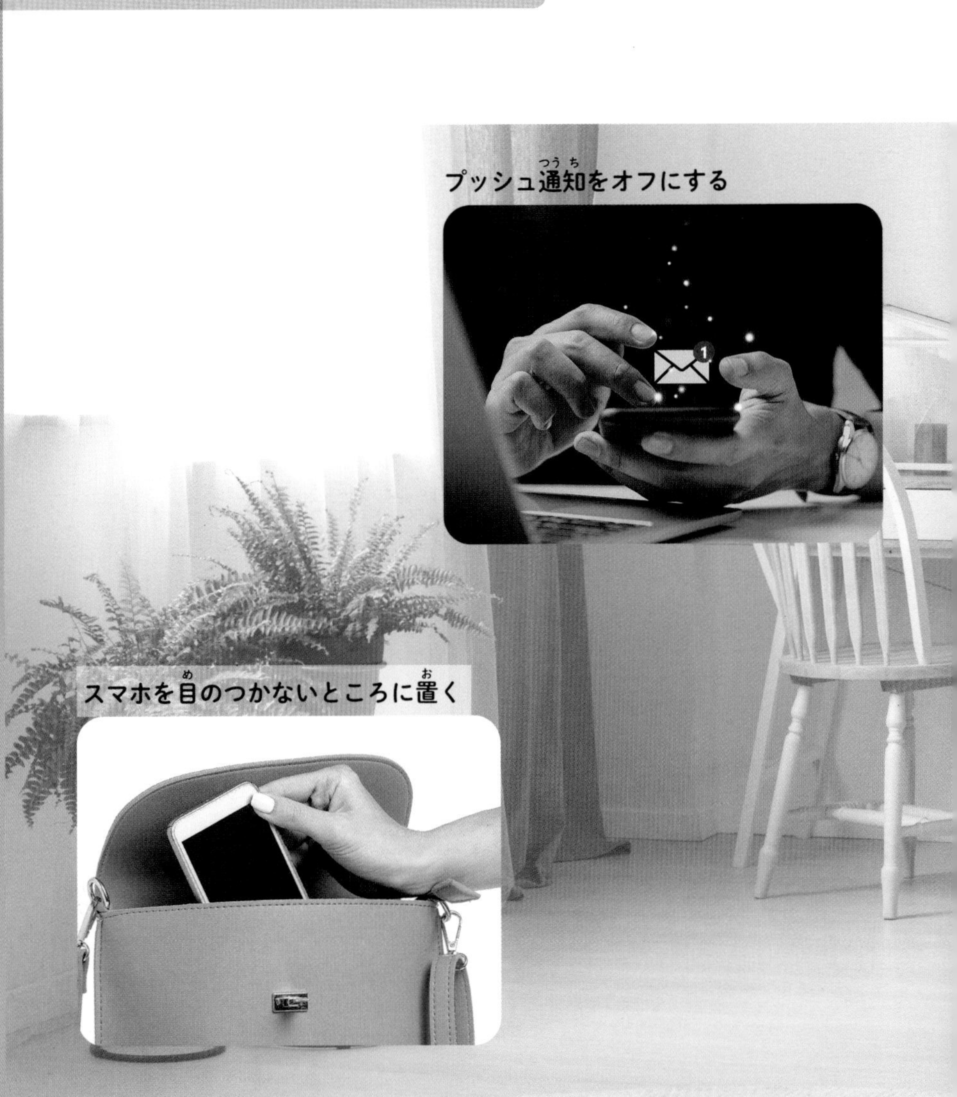

プッシュ通知《つうち》をオフにする

スマホを目《め》のつかないところに置《お》く

SNSやチャットなどの通知音《つうちおん》が鳴《な》ると，意識《いしき》がスマホに向《む》かい，ほかのことに集中《しゅうちゅう》できなくなります。**スマホの通知音《つうちおん》は基本的《きほんてき》にオフにし，あらかじめ決《き》めた時間《じかん》にまとめて確認《かくにん》するようにしましょう。**

ただし，スマホの通知音《つうちおん》を消《け》しても，スマホが視界《しかい》にあると，つい手《て》に取《と》ってしまいがちです。自分《じぶん》がいる場所《ばしょ》とは別《べつ》の部屋《へや》に置《お》くなど，スマホを見《み》るのが手間《てま》になるような状況《じょうきょう》をつくるようにしましょう。

寝《ね》る前《まえ》のスマホ操作《そうさ》は，睡眠《すいみん》をさまたげます（30ページ）。そのためベッドに入《はい》る30分《ぷん》〜1時間前《じかんまえ》には，スマホの使用《しよう》をやめるようにします。そして，“目覚《めざ》まし”にはスマホのアラーム機能《きのう》ではなく，「目覚《めざ》まし時計《どけい》」を使《つか》うのがおすすめです。

寝室《しんしつ》や枕元《まくらもと》にスマホがあると，就《しゅう》寝前《しんまえ》と起床時《きしょうじ》にスマホを使《つか》うきっかけができてしまいます。寝《ね》るときはスマホを寝室《しんしつ》に持《も》ちこまないようにしましょう。

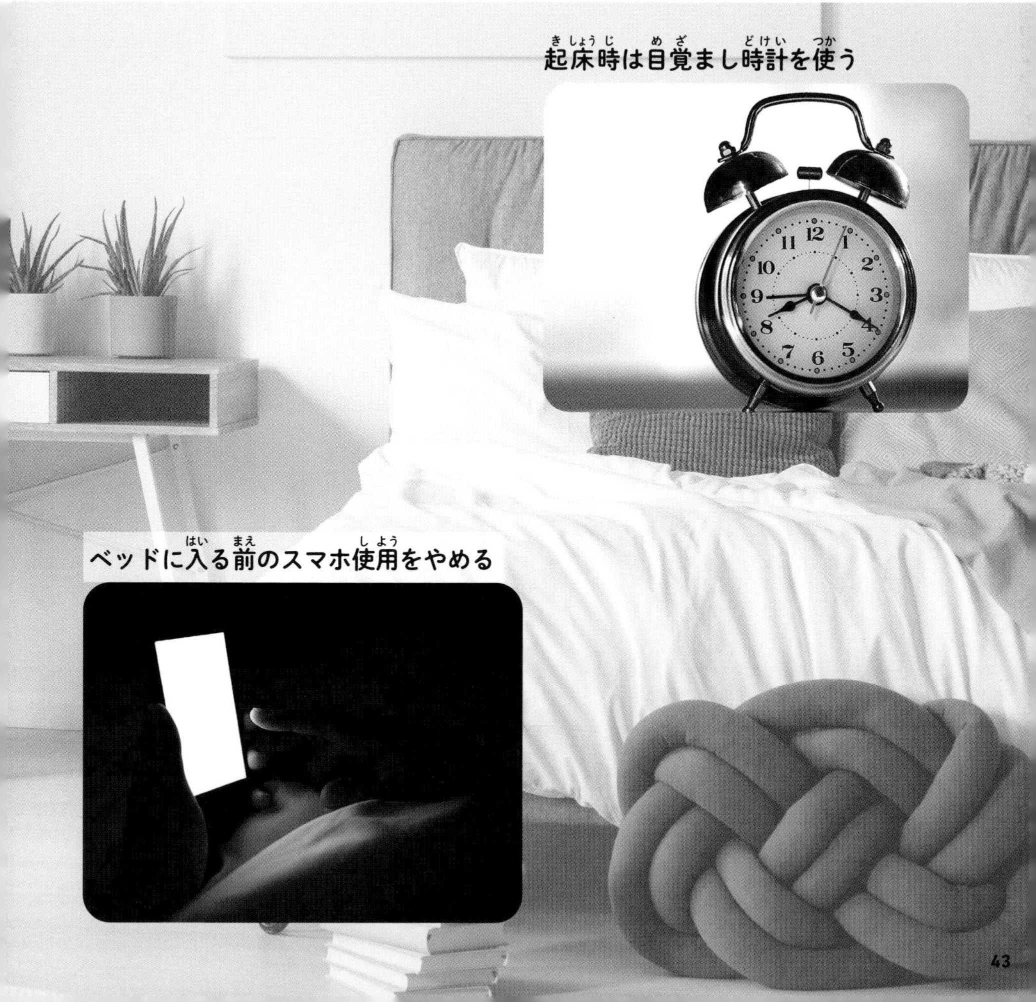

起床時《きしょうじ》は目覚《めざ》まし時計《どけい》を使《つか》う

ベッドに入《はい》る前《まえ》のスマホ使用《しよう》をやめる

モノクロ画面《がめん》は，退屈《たいくつ》に感《かん》じさせる

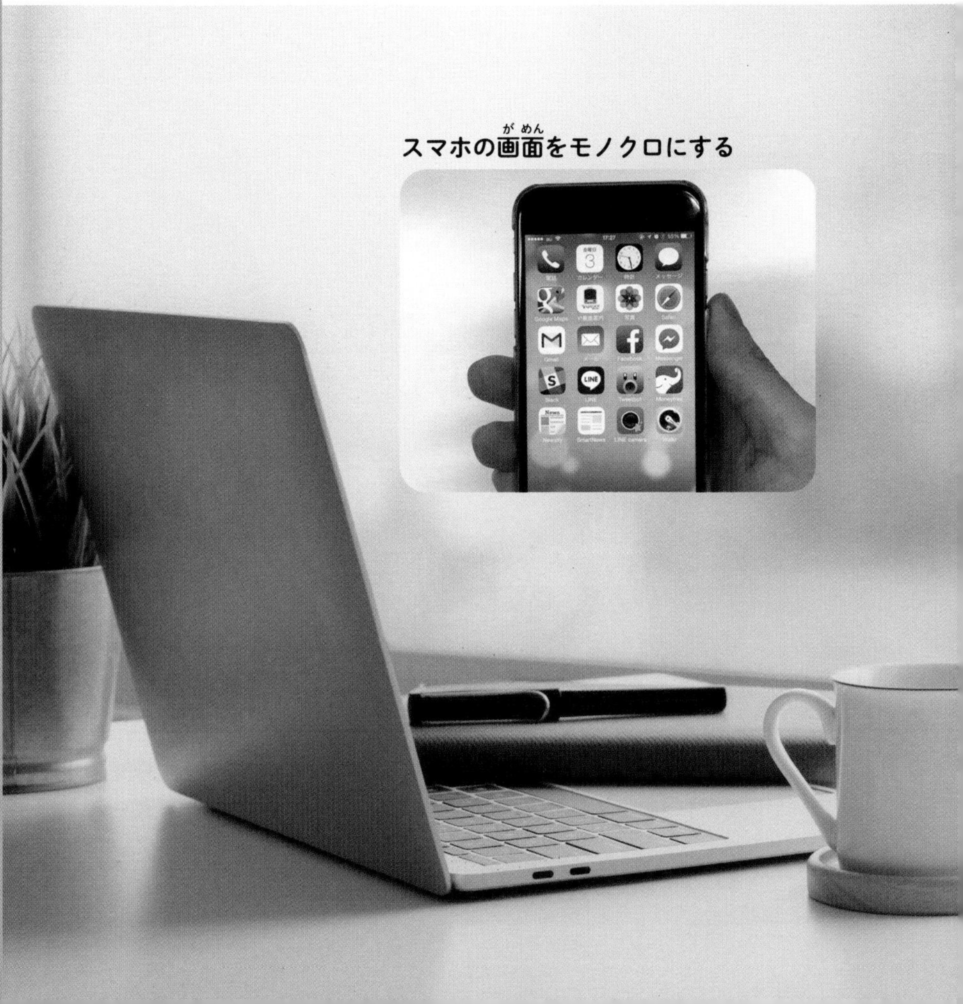

スマホの画面《がめん》をモノクロにする

スマホ画面《がめん》のあざやかな色《いろ》は，私《わたし》たちをスマホにひきつける魅力《みりょく》の一《ひと》つです。そこで，スマホ画《が》面《めん》をモノクロ（グレースケール）にしてみましょう。**モノクロ画面《がめん》は退《たい》屈《くつ》に感《かん》じられるため，スマホの使用《しよう》時間《じかん》を減《へ》らすことが期待《きたい》できます**。スマホ画面《がめん》のモノクロ設定《せってい》は，iPhoneの場合《ばあい》は「設定《せってい》→アクセシビリティ→画面表示《がめんひょうじ》とテキストサイズ→カラーフィルタ→ON」で，Androidの場合《ばあい》は「設定《せってい》→開発者向《かいはつしゃむ》けオプション→色空間《いろくうかん》シミュレート→全色盲《ぜんしきもう》」で，簡単《かんたん》に行《おこな》えます※。

また，ホーム画面《がめん》には優先順位《ゆうせんじゅんい》の高《たか》いアプリだけを置《お》き，それ以外《いがい》はスワイプしないと表示《ひょうじ》されないようにしましょう。手順《てじゅん》が多《おお》いと使《つか》うのが面倒《めんどう》になり，目的《もくてき》もなくアプリを開《ひら》く機会《きかい》が減《へ》るかもしれません。使《つか》う機会《きかい》が減《へ》ったり，最初《さいしょ》からほとんど使《つか》っていなかったりするアプリは，思《おも》い切《き》ってアンインストールしましょう。

SNSを上手《じょうず》に活用《かつよう》するには

SNSに時間《じかん》を使《つか》いすぎている人《ひと》は，その使用目的《しようもくてき》を明確《めいかく》にしましょう。たとえば，「最新《さいしん》ニュースを効率的《こうりつてき》に得《え》るため」や「趣味《しゅみ》の合《あ》う人《ひと》と交流《こうりゅう》するため」などです。目的《もくてき》がはっきりすればフォローする人《ひと》の数《かず》が減《へ》り，見《み》るタイミングを制限《せいげん》しやすくなります。

アプリを整理《せいり》する

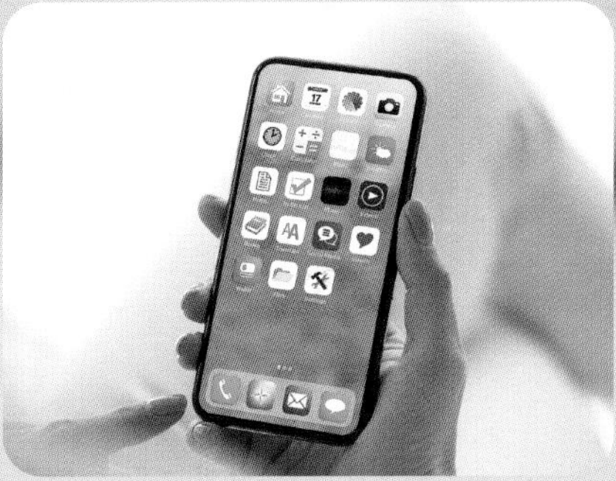

SNSを使用《しよう》する目的《もくてき》を明確《めいかく》にする

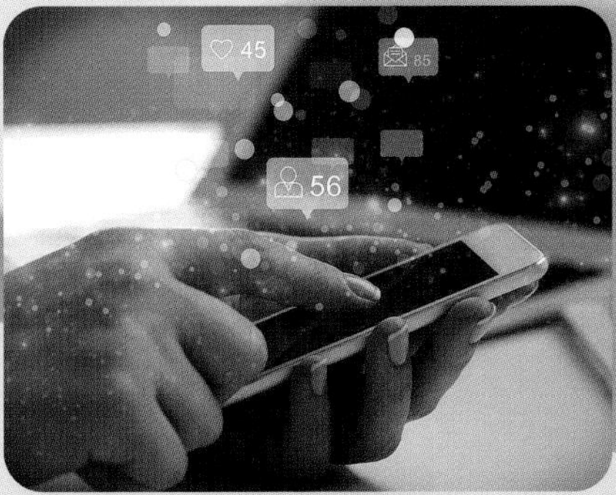

※：くわしい設定方法は，各端末のマニュアルをご確認ください。

スマホユーザーの脳《のう》は “進化《しんか》”している

自《じ》転車《てんしゃ》や楽器《がっき》などは，練習《れんしゅう》を重《かさ》ねることで上達《じょうたつ》していきます。くりかえしの練習《れんしゅう》で，脳《のう》の大脳皮質《だいのうひしつ》（運動野《うんどうや》）にあるニューロンが反応《はんのう》しやすくなり，その動《どう》作《さ》が情報《じょうほう》として定着《ていちゃく》するからです。これを「手《て》つづき記憶《きおく》」といいます。マウスを使《つか》った研究《けんきゅう》では，手《て》つづき記憶《きおく》を学習《がくしゅう》する過程《かてい》で，大《だい》脳皮質《のうひしつ》のニューロンどうしのつながり方《かた》が，変化《へんか》することがわかっています。

実《じつ》は，スマホを使《つか》うときの「親《おや》指《ゆび》だけでスムーズに画面《がめん》スクロールや文字入力《もじにゅうりょく》を行《おこな》う動作《どうさ》」でも，似《に》たような脳《のう》の変化《へんか》がおきると考《かんが》えられています。

ドイツのフライブルク大学《だいがく》の研《けん》究《きゅう》チームは，26人《にん》のスマホユーザーと11人《にん》の旧式携帯電話《きゅうしきけいたいでんわ》（ガラケー）ユーザーを対象《たいしょう》に，親指《おやゆび》で操作《そうさ》する際《さい》の大脳皮質《だいのうひしつ》の反応《はんのう》を調《しら》べました※。すると，親指《おやゆび》の刺激《しげき》に対《たい》する脳《のう》の反応《はんのう》は，スマホユーザーのほうが優位《ゆうい》（すばやく，かつ大きい）であることがわかりました。

実験《じっけん》に先立《さきだ》ち，スマホユーザーの大半《たいはん》が，右手《みぎて》の親指《おやゆび》で画面操作《がめんそうさ》をしていることが確認《かくにん》されています。また，1日《にち》の使用時間《しようじかん》を申告《しんこく》してもらったところ，スマホユーザーは平均約《へいきんやく》100分《ぷん》だったのに対《たい》し，ガラケーユーザーは10～20分《ぷん》でした。この実験結果《じっけんけっか》より，ヒトの脳機能《のうきのう》が，スマホという新《あら》たなテクノロジーによって「拡張《かくちょう》」されうると考《かんが》えることもできます。

ヒトの脳《のう》には，新《あら》たなテクノロジーに適応《てきおう》する能力《のうりょく》が，思《おも》った以《い》上《じょう》にそなわっているのかもしれません。

※：Gindrat AD, et al. Use-dependent cortical processing from fingertips in touchscreen phone users. Curr Biol. 2015; 25: 109-116.

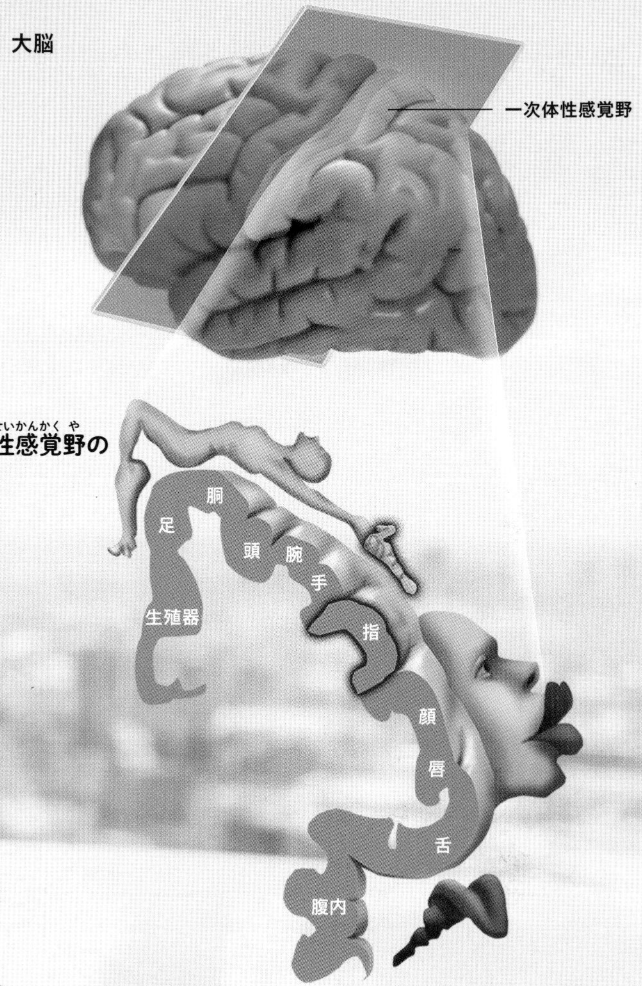

大脳《だいのう》の一次体性感覚野《いちじたいせいかんかくや》の皮質断面図《ひしつだんめんず》

脳《のう》の表面《ひょうめん》には，指《ゆび》の触覚《しょっかく》をつかさどる領域《りょういき》がある

カナダの脳外科医《のうげかい》ワイルダー・ペンフィールド（1891〜1976）は，てんかん患者《かんじゃ》の脳《のう》の表面《ひょうめん》のさまざまな位置《いち》に刺激《しげき》をあたえ，そのときに患者《かんじゃ》が触覚《しょっかく》を感《かん》じた部分《ぶぶん》の聞《き》き取《と》りをしました。その対応関係《たいおうかんけい》をまとめたのが上《うえ》の「ペンフィールドのホムンクルス（「小《ちい》さい人《ひと》」の意味《いみ》）」です。スマホユーザーでは，赤《あか》く囲《かこ》われた指《ゆび》の触覚《しょっかく》をつかさどる部分《ぶぶん》のニューロンのつながりが変化《へんか》しているのではないかと考《かんが》えられます。

オンラインゲームの協力者《きょうりょくしゃ》とは「脳波《のうは》の同期《どうき》」が！

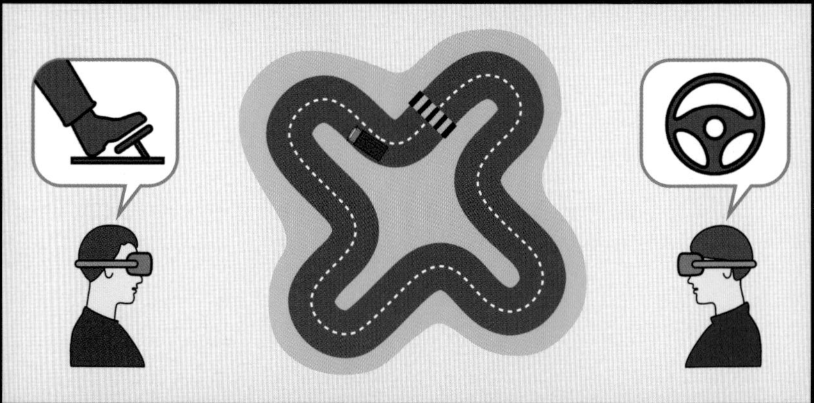

「eスポーツ（esports）※1」が世《せ》界中《かいじゅう》で大流行《だいりゅうこう》しています。eスポーツの醍醐味《だいごみ》の一《ひと》つは，世界中《せかいじゅう》の相手《あいて》と対戦《たいせん》したり，だれとでもチームを組《く》めたりすることです。

興味深《きょうみぶか》いことに，同《おな》じゲームに取《と》り組《く》む二者間《にしゃかん》には「脳活動《のうかつどう》の同期《どうき》」がみられることが明《あき》らかになっています。フィンランドのヘルシンキ大《だい》学《がく》の研究《けんきゅう》チームは，友人《ゆうじん》どうしか恋《こい》人《びと》どうしのペアを対象《たいしょう》に，次《つぎ》の実験《じっけん》を行《おこな》いました※2。

被験者《ひけんしゃ》のペアの脳波《のうは》を測定《そくてい》しながら，1台《だい》のレーシングカーを二人《ふたり》で協力《きょうりょく》して操作《そうさ》するゲームを行《おこな》ってもらいました。ペアは別々《べつべつ》の部屋《へや》に入《はい》り，たがいの姿《すがた》が見《み》えない状態《じょうたい》で，一人《ひとり》がハンドルを操作《そうさ》し，一人《ひとり》がアクセルとブレーキを操作《そうさ》するというものです。

実験《じっけん》の結果《けっか》，ゲーム中《ちゅう》のペアの脳《のう》では，特定《とくてい》の周波数《しゅうはすう》の脳波《のうは》が同期《どうき》していることがわかりました。そして，ガンマ波《は》（周波数《しゅうはすう》が26〜70ヘルツの脳波《のうは》）が同期《どうき》した瞬間《しゅんかん》ほど，レーシングカーの操作《そうさ》をうまく行《おこな》えていました。ガンマ波《は》は，集中《しゅうちゅう》を維持《いじ》しているときや，運動時《うんどうじ》にみられます。さらに，アルファ波《は》（周波数《しゅうはすう》が8〜13ヘルツの脳波《のうは》）の同期《どうき》が大《おお》きいペアほど，ゲーム全体《ぜんたい》の平均《へいきん》パフォーマンスが上《あ》がっていました。アルファ波《は》は，リラックスしたときなどにみられます。

物理的《ぶつりてき》にはなれていても脳波《のうは》の同期《どうき》がみられる

対面《たいめん》でのコミュニケーションで脳波《のうは》の同期《どうき》がおきることや，脳波《のうは》が同期《どうき》するとチームで行《おこな》う作業《さぎょう》のパフォーマンスが向上《こうじょう》することは，これまでにも知《し》られていました※3。今回《こんかい》の研究《けんきゅう》では，物理的《ぶつりてき》に隔絶《かくぜつ》された状態《じょうたい》の二者《にしゃ》でも脳波《のうは》の同期《どうき》がおき，同《おな》じようにパフォーマンスの向上《こうじょう》と関連《かんれん》していることが示《しめ》されたのです。

※1：「エレクトロニック・スポーツ」の略。電子機器を用いて行う娯楽，競技，スポーツ全般をさす言葉であり，コンピューターゲームやビデオゲームを使った対戦をスポーツ競技としてとらえる際の名称。

※2：Neuropsychologia Volume 174, 9 September 2022

※3：Szymanski C, et al. Teams on the same wavelength perform better: Inter-brain phase synchronization constitutes a neural substrate for social facilitation. Neuroimage. 2017; 152: 425-436.

上手《じょうず》に利用《りよう》すれば，スマホで睡眠《すいみん》の質《しつ》を上《あ》げることも

睡眠《すいみん》サイクルを知《し》ろう

私《わたし》たちは睡眠中《すいみんちゅう》に「レム睡眠《すいみん》」と「ノンレム睡眠《すいみん》」とよばれる睡眠《すいみん》サイクルを交互《こうご》にくりかえしています。下《した》の図《ず》は，標準的《ひょうじゅんてき》な睡眠《すいみん》サイクルを示《しめ》したものです。左端《ひだりはし》が眠《ねむ》りはじめ，右端《みぎはし》が起床時《きしょうじ》です。眠《ねむ》りはじめると，まずノンレム睡眠《すいみん》のステージN1，ステージN2，ステージN3とだんだん深《ふか》い眠《ねむ》りに入《はい》り，その後《ご》，比較的浅《ひかくてきあさ》いレム睡眠《すいみん》に入《はい》ります。レム睡眠《すいみん》とノンレム睡眠《すいみん》は，脳波《のうは》を計測《けいそく》することで正確《せいかく》に判定《はんてい》できますが，心拍数《しんぱくすう》や血圧《けつあつ》を計測《けいそく》することでもある程度推測《ていどすいそく》できます。レム睡眠中《すいみんちゅう》は心拍《しんぱく》，血圧《けつあつ》ともに不安定《ふあんてい》となり，ノンレム睡眠中《すいみんちゅう》は安定《あんてい》します。

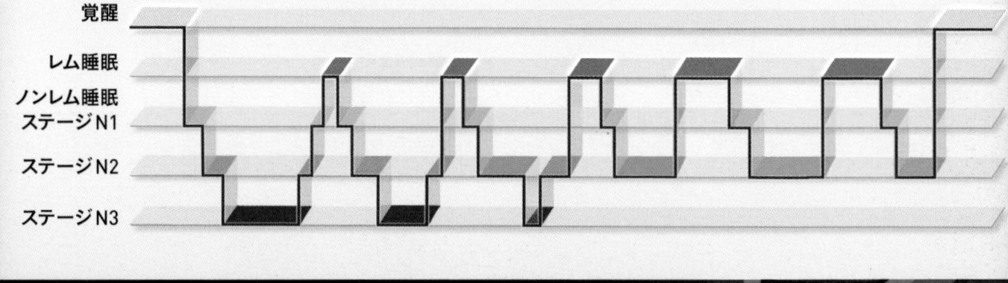

質《しつ》のよい睡眠《すいみん》は健康《けんこう》にとても重《じゅう》要《よう》です。**近年《きんねん》，テクノロジーを用《もち》いて睡眠状況《すいみんじょうきょう》を改善《かいぜん》しようという「スリープテック」が注目《ちゅうもく》されています。**

スリープテックは大《おお》きく4種類《しゅるい》に分《わ》けられます。一《ひと》つ目《め》は，センサー搭載《とうさい》のマットレスで睡眠《すいみん》の質《しつ》を測定《そくてい》するタイプ。二《ふた》つ目《め》は，スマートウォッチなどのウェアラブルデバイスに搭載《とうさい》されたセンサーで，睡眠中《すいみんちゅう》の体《からだ》の数値《すうち》を測定《そくてい》するタイプ。三《みっ》つ目《め》は，脳波《のうは》を測定《そくてい》して睡眠《すいみん》の状態《じょうたい》などを解析《かいせき》するタイプ。そして四《よっ》つ目《め》が，スマホアプリによる睡眠管理《すいみんかんり》です。

スマートウォッチタイプは，睡眠《すいみん》中《ちゅう》の心拍数《しんぱくすう》や血圧《けつあつ》などをグラフにしてスマホなどで確認《かくにん》できます。**一方《いっぽう》，スマホアプリは，寝《ね》るときにスマホを枕《まくら》の下《した》に置《お》くだけで，睡眠中《すいみんちゅう》の呼《こ》吸音《きゅうおん》や体《からだ》の動《うご》きをセンサーが感知《かんち》して，データとして記録《きろく》できます。**精《せい》度《ど》は劣《おと》るとされますが手軽《てがる》に利用《りよう》できるのが魅力《みりょく》です。

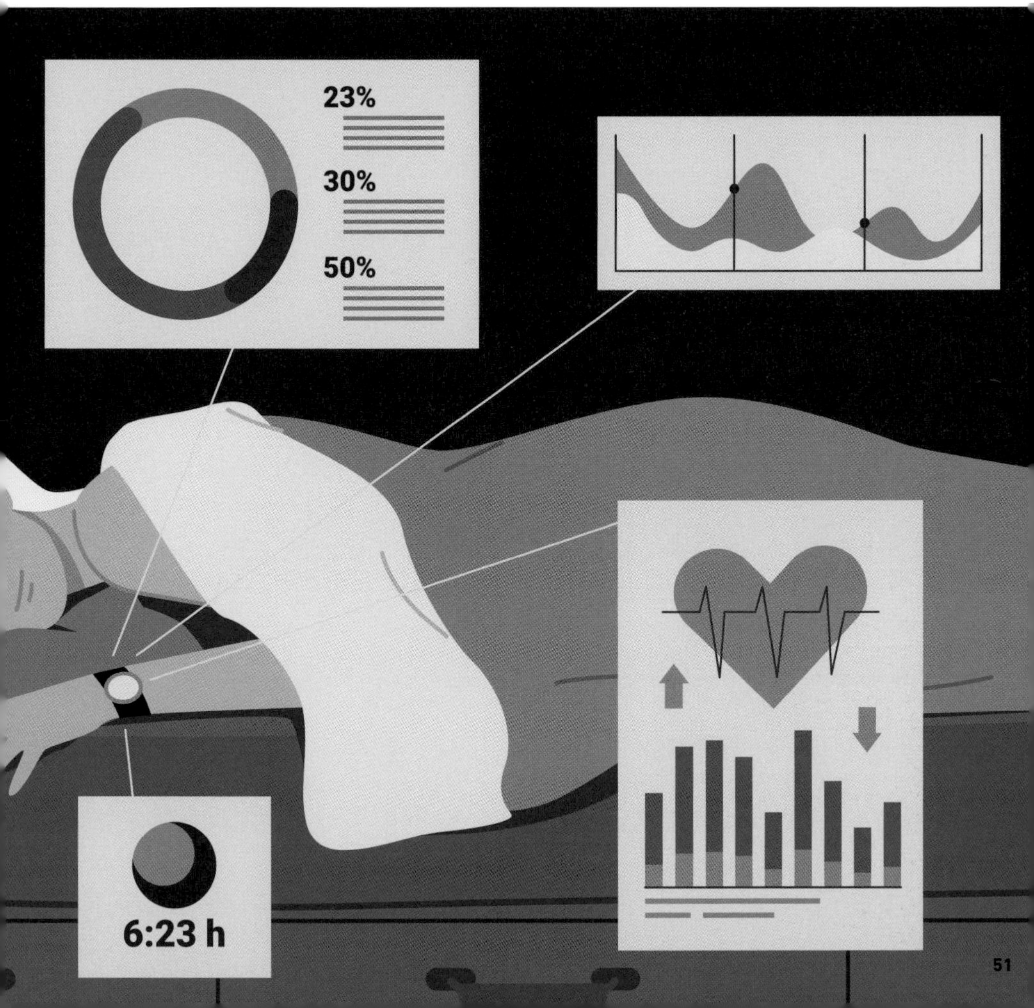

脳《のう》とスマホがつながる未来《みらい》

近《きん》年《ねん》，脳《のう》と機械《きかい》を直接《ちょくせつ》つなぎ，脳《のう》で念《ねん》じるだけでスマホなどの機械《きかい》を操作《そうさ》する「BMI（ブレイン・マシン・インターフェース）」という技術《ぎじゅつ》の開発《かいはつ》が進《すす》んでいます。**BMIを使《つか》えば，脳《のう》に挿入《そうにゅう》した電極《でんきょく》を介《かい》して脳《のう》の電気信号《でんきしんごう》を読《よ》み取《と》り，それに応《おう》じてスマホを操作《そうさ》できます**。たとえば，スマホの画面《がめん》を見《み》ながら「このアプリを使《つか》いたい」と思《おも》うだけで，アプリが開《ひら》けるのです。

また，2022年《ねん》3月《がつ》には中国《ちゅうごく》のNreal社《しゃ》が，メガネ型《がた》デバイスのレンズに画面《がめん》を表示《ひょうじ》するスマートグラス「Nreal Air《エンリアル エアー》」を発売《はつばい》しました。重《おも》さは79グラムと軽量《けいりょう》で，通常《つうじょう》のメガネと同《おな》じような感覚《かんかく》で装着《そうちゃく》できます。従来《じゅうらい》のスマホと連携《れんけい》させ，スマホの画面《がめん》をそのままレンズの上《うえ》に表示《ひょうじ》して操作《そうさ》したり，動画《どうが》を見《み》たりすることができます。

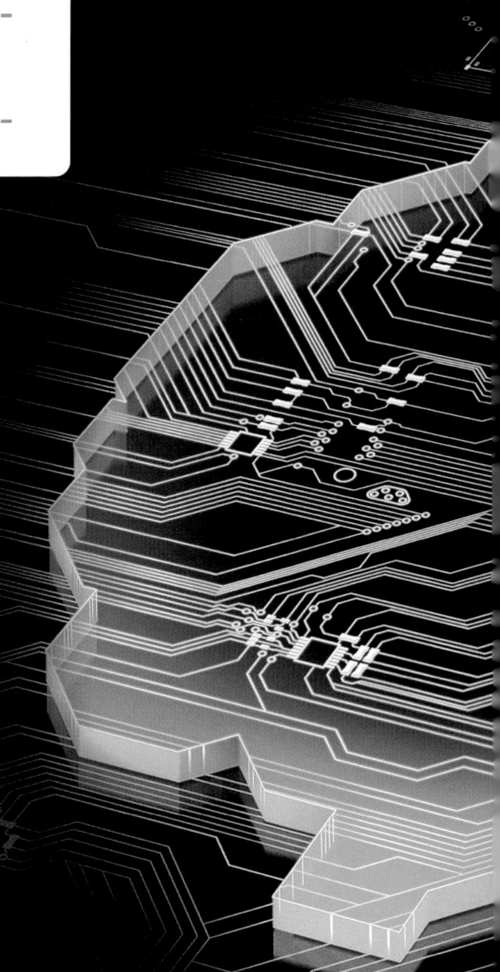

一方《いっぽう》，スマホ依存《いぞん》の改善《かいぜん》に向《む》けた研究《けんきゅう》も進《すす》んでいます。KDDI株式《かぶしき》会社《がいしゃ》と東京医科歯科大学《とうきょういかしかだいがく》は，2020年《ねん》に共同研究《きょうどうけんきゅう》を開始《かいし》しました。専《せん》用《よう》のアプリを使《つか》って，スマホやインターネットの利用実態《りようじったい》の解明《かいめい》，スマホ依存《いぞん》の病態解明《びょうたいかいめい》，治療《ちりょう》，および治療効果《ちりょうこうか》の検証《けんしょう》などを行《おこな》う予定《よてい》です。得《え》られた研究成果《けんきゅうせいか》をいかして，2024年度中《ねんどちゅう》の実用化《じつようか》をめざしています。

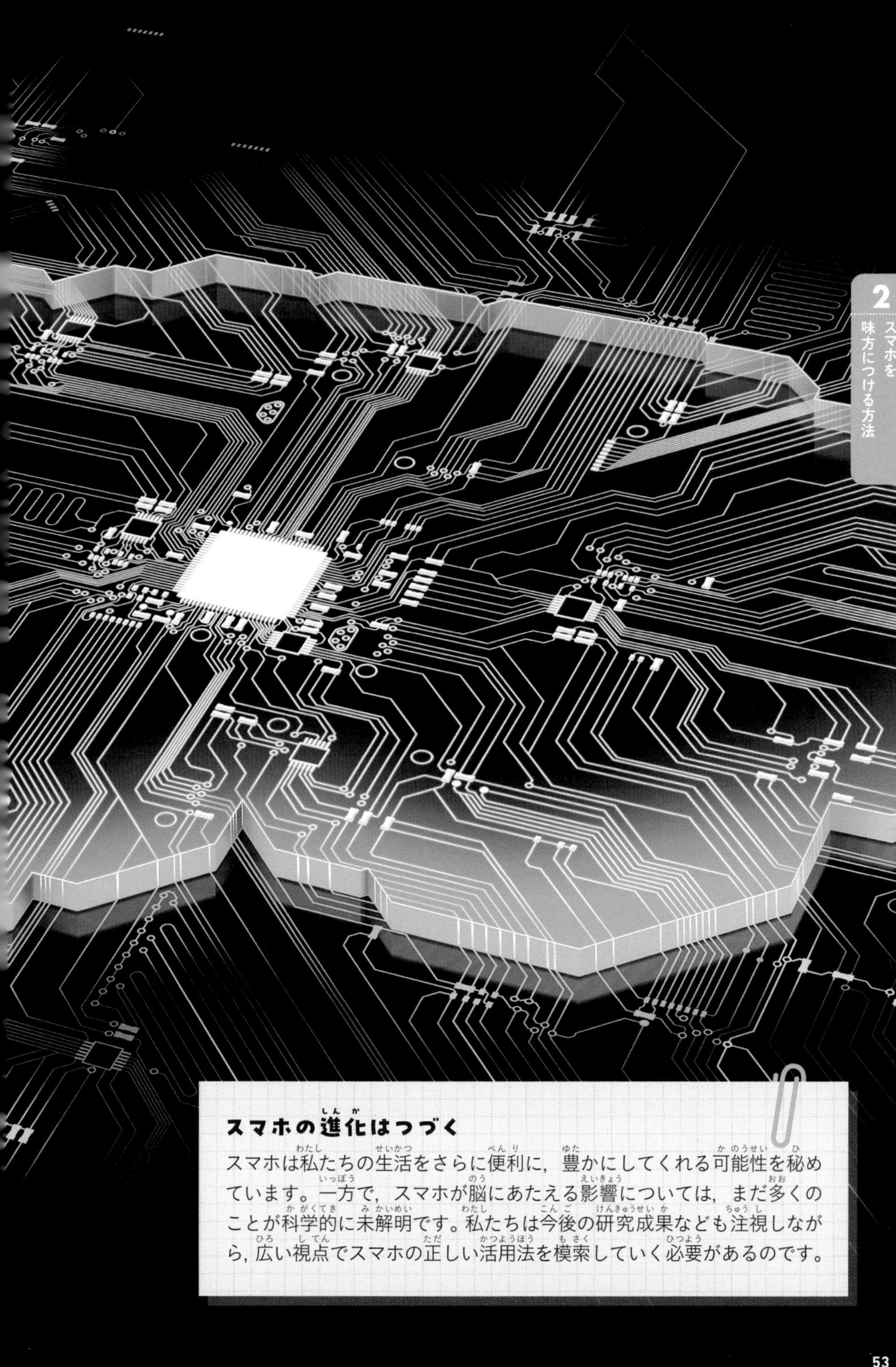

スマホの進化《しんか》はつづく

スマホは私《わたし》たちの生活《せいかつ》をさらに便利《べんり》に，豊《ゆた》かにしてくれる可能性《かのうせい》を秘《ひ》めています。一方《いっぽう》で，スマホが脳《のう》にあたえる影響《えいきょう》については，まだ多《おお》くのことが科学的《かがくてき》に未解明《みかいめい》です。私《わたし》たちは今後《こんご》の研究成果《けんきゅうせいか》なども注視《ちゅうし》しながら，広《ひろ》い視点《してん》でスマホの正《ただ》しい活用法《かつようほう》を模索《もさく》していく必要《ひつよう》があるのです。

コーヒーブレイク
COFFEE BREAK

「歩《ある》きスマホ」はマルチタスク

「歩《ある》きスマホ」が，大《おお》きな社《しゃ》会問題《かいもんだい》になっています。**歩《ある》きスマホは，二《ふた》つのまったくことなる動作《どうさ》を同時並行《どうじへいこう》で進《すす》めるため，脳《のう》には大《おお》きな負担《ふたん》がかかっています**。また，最新《さいしん》の研究《けんきゅう》により，とくに高齢者《こうれいしゃ》の歩《ある》きスマホに，大《おお》きなリスクがひそんでいることが明《あき》らかになりました。

次《つぎ》のような実験《じっけん》があります。16人《にん》の若年者《じゃくねんしゃ》と15人《にん》の高齢者《こうれいしゃ》に「光《ひかり》トポグラフィー」という脳《のう》の活動《かつどう》を調《しら》べる装置《そうち》を装着《そうちゃく》させ，歩《ある》きながらスマホで「数字《すうじ》を順番《じゅんばん》に押《お》す課題《かだい》」を行《おこな》ってもらいました※1。すると，若年者《じゃくねんしゃ》のほうが高齢者《こうれいしゃ》よりもよい成績《せいせき》でした。

それぞれの脳活動《のうかつどう》をくわしく調《しら》べると，若年者《じゃくねんしゃ》では，左《ひだり》の前頭部《ぜんとうぶ》が活性化《かっせいか》する人《ひと》ほどスマホ操作《そうさ》を上手《じょうず》に行《おこな》え，右《みぎ》の前頭部《ぜんとうぶ》が活性化《かっせいか》する人《ひと》ほど歩行《ほこう》も安定《あんてい》していました。つまり若年者《じゃくねんしゃ》は，スマホ操作《そうさ》と歩行《ほこう》というまったく別《べつ》の操作《そうさ》を，左脳《さのう》と右脳《うのう》で別々《べつべつ》に処理《しょり》していたのです。**一方《いっぽう》，高齢者《こうれいしゃ》の脳《のう》は，二《ふた》つのことなる操作《そうさ》を別々《べつべつ》に処理《しょり》することが苦手《にがて》でした**。

この実験結果《じっけんけっか》は，若者《わかもの》の歩《ある》きスマホを肯定《こうてい》するものではありません。歩《ある》きスマホのように「複数《ふくすう》のことを同時《どうじ》に処理《しょり》すること」をマルチタスクといいます。マルチタスクは一見《いっけん》，とても効率《こうりつ》がよいように思《おも》えますが，日常的《にちじょうてき》に行《おこな》うと脳《のう》が疲弊《ひへい》し，ストレス下《か》で分泌《ぶんぴつ》される「コルチゾール」というホルモンの分泌量《ぶんぴつりょう》がふえることが知《し》られています。疲労《ひろう》した脳《のう》では注意力《ちゅういりょく》や記憶力《きおくりょく》が低下《ていか》し，思《おも》わぬミスや事故《じこ》をおこしかねません※2。

ただし，一定時間《いっていじかん》に限《かぎ》ってマルチタスクを課《か》すと，脳《のう》の複数部位《ふくすうぶい》を同時《どうじ》に活性化《かっせいか》させること※3や，脳損傷後《のうそんしょうご》などのリハビリとして有効《ゆうこう》なこと※4もわかっています。

※1：Takeuchi N, et al. Parallel processing of cognitive and physical demands in left and right prefrontal cortices during smartphone use while walking. BMC Neurosci. 2016; 17: 9.
※2：Madore KP, et al. Memory failure predicted by attention lapsing and media multitasking. Nature. 2020; 587: 87-91.

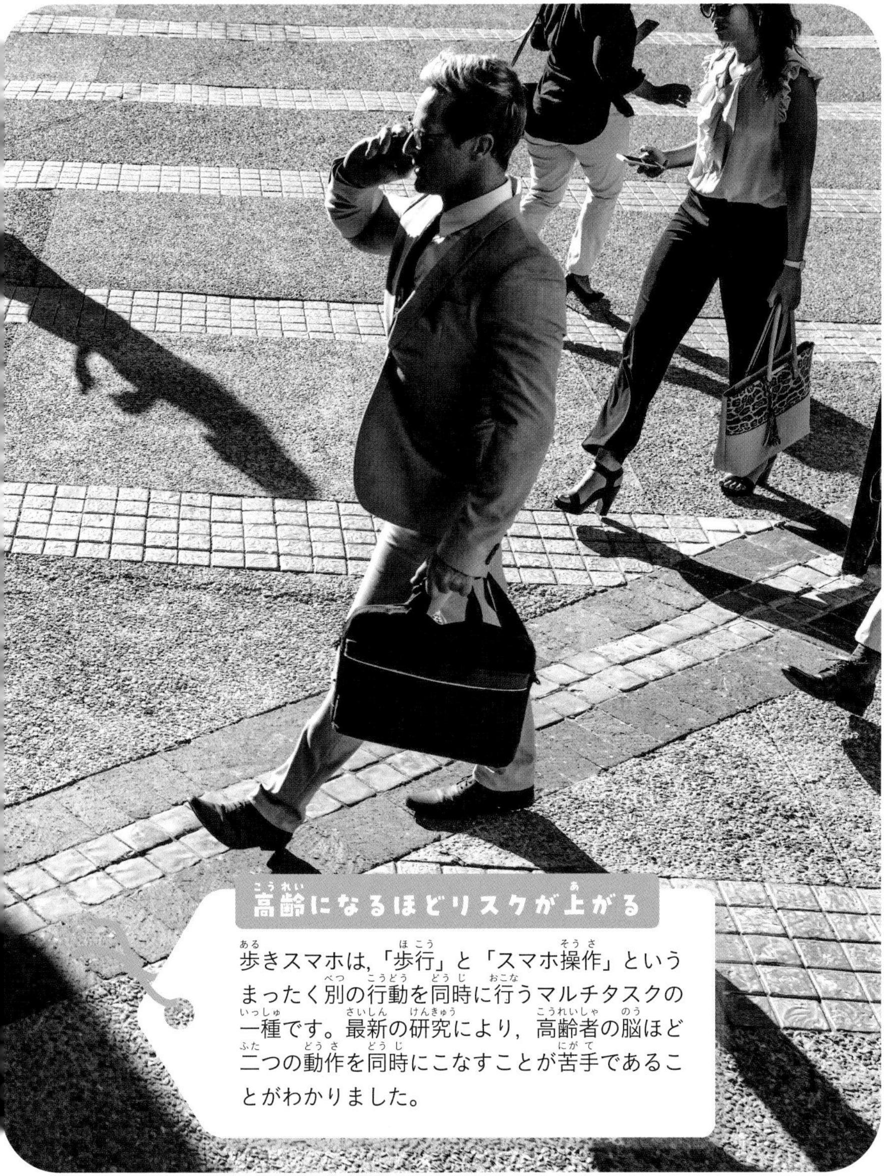

高齢《こうれい》になるほどリスクが上《あ》がる

歩《ある》きスマホは,「歩行《ほこう》」と「スマホ操作《そうさ》」というまったく別《べつ》の行動《こうどう》を同時《どうじ》に行《おこな》うマルチタスクの一種《いっしゅ》です。最新《さいしん》の研究《けんきゅう》により，高齢者《こうれいしゃ》の脳《のう》ほど二《ふた》つの動作《どうさ》を同時《どうじ》にこなすことが苦手《にがて》であることがわかりました。

※3：Worringer B, et al. Common and distinct neural correlates of dual-tasking and task-switching: a meta-analytic review and a neuro-cognitive processing model of human multitasking. Brain Struct Funct. 2019; 224: 1845-1869.

※4：Couillet J, et al. Rehabilitation of divided attention after severe traumatic brain injury: a randomised trial. Neuropsychol Rehabil. 2010; 20: 321-339.

3

運動《うんどう》が脳《のう》に もたらす効果《こうか》

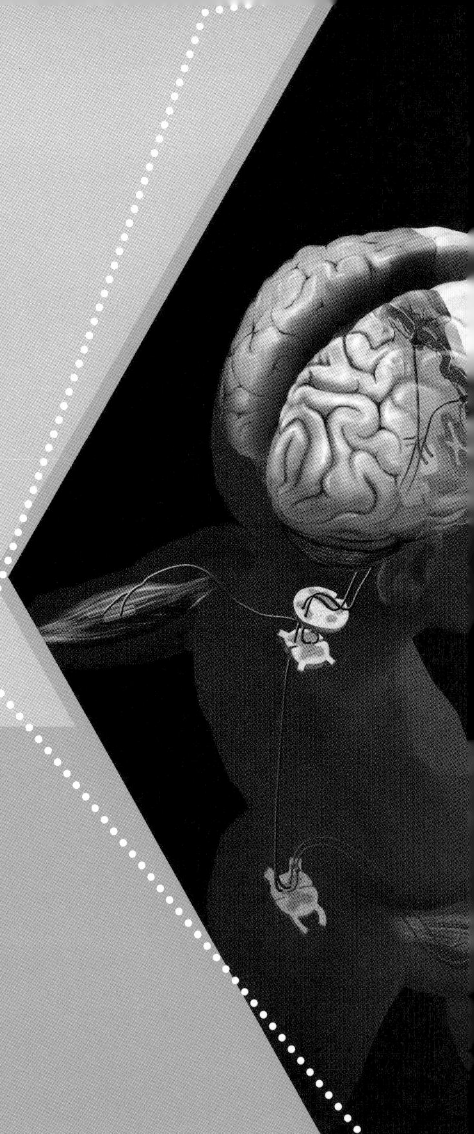

脳《のう》はさまざまな情報《じょうほう》を処理《しょり》することで，私《わたし》たちの体《からだ》を自在《じざい》に動《うご》かします。3章《しょう》では，脳《のう》が運動《うんどう》を制御《せいぎょ》するしくみをみながら，トップアスリートのたくみな動《うご》きの秘密《ひみつ》をさぐります。また，運動《うんどう》によって脳《のう》が活性化《かっせいか》する可能性《かのうせい》についても考《かんが》えます。

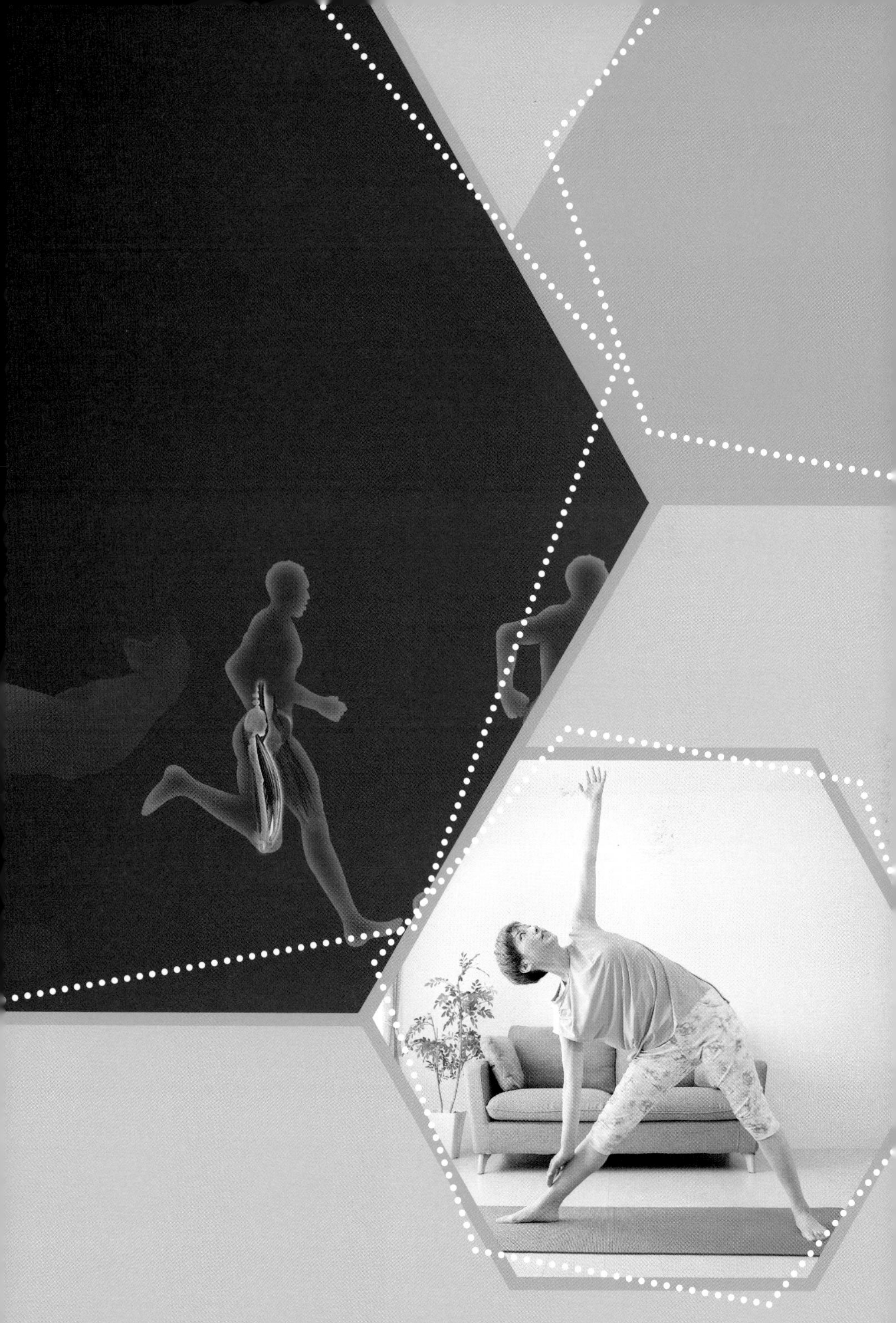

「運動《うんどう》」には脳《のう》のさまざまな領域《りょういき》が使《つか》われる

脳《のう》がになう大《おお》きな役割《やくわり》の中《なか》には，一見《いっけん》すると脳《のう》を使《つか》っていないのではないかと思《おも》えるものもあります。その一《ひと》つが運動《うんどう》です。**しかし実際《じっさい》は，脳《のう》からの指令《しれい》がなければ，私《わたし》たちは歩《ある》くことすらできないのです。**

体《からだ》を動《うご》かすためには，脳《のう》のさまざまな領域《りょういき》がかかわります。大脳《だいのう》の表面部分《ひょうめんぶぶん》の「運動野《うんどうや》」，脳《のう》の奥深《おくふか》くにある「大脳基底核《だいのうきていかく》」，中脳《ちゅうのう》，橋《きょう》，延髄《えんずい》を合《あ》わせた「脳幹《のうかん》」，そして後頭部《こうとうぶ》に位置《いち》する「小脳《しょうのう》」は欠《か》かせません。

また，運動《うんどう》をするときにまず自分《じぶん》の置《お》かれている状況《じょうきょう》や，運動《うんどう》をするときに必要《ひつよう》な状況《じょうきょう》を把握《はあく》するための視覚情報《しかくじょうほう》を処理《しょり》する必要《ひつよう》があります。そして，過去《かこ》の運動経験《うんどうけいけん》を記憶《きおく》から引《ひ》きだして，実際《じっさい》の運動《うんどう》につなげるという情報処理《じょうほうしょり》もあります。

次《つぎ》の運動《うんどう》のプログラムを準備《じゅんび》したり，運動《うんどう》の種類《しゅるい》を変《か》えたりする情報処理《じょうほうしょり》もあります。このように，脳《のう》のさまざまな領域《りょういき》で情報処理《じょうほうしょり》をしなければならないのです。

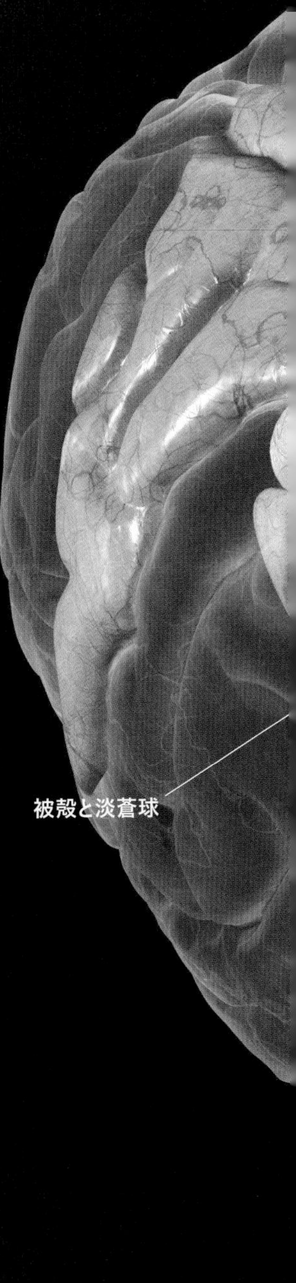

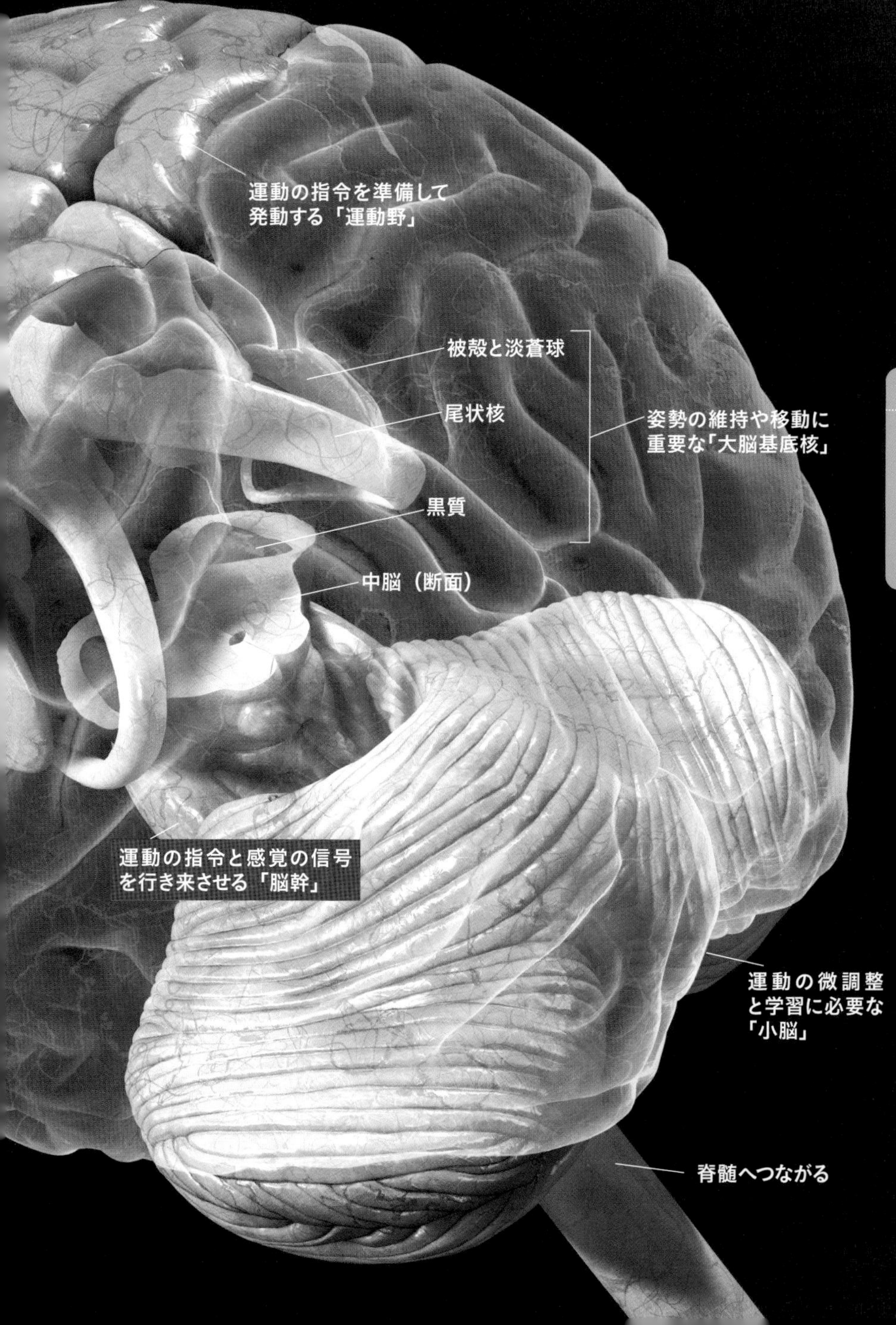
運動の指令を準備して
発動する「運動野」
被殻と淡蒼球
尾状核
黒質
姿勢の維持や移動に
重要な「大脳基底核」
中脳（断面）
運動の指令と感覚の信号
を行き来させる「脳幹」
運動の微調整
と学習に必要な
「小脳」
脊髄へつながる

一流《いちりゅう》サッカー選手《せんしゅ》の華麗《かれい》な足《あし》さばきの秘密《ひみつ》は脳《のう》にある

ネイマール選手《せんしゅ》の脳活動《のうかつどう》

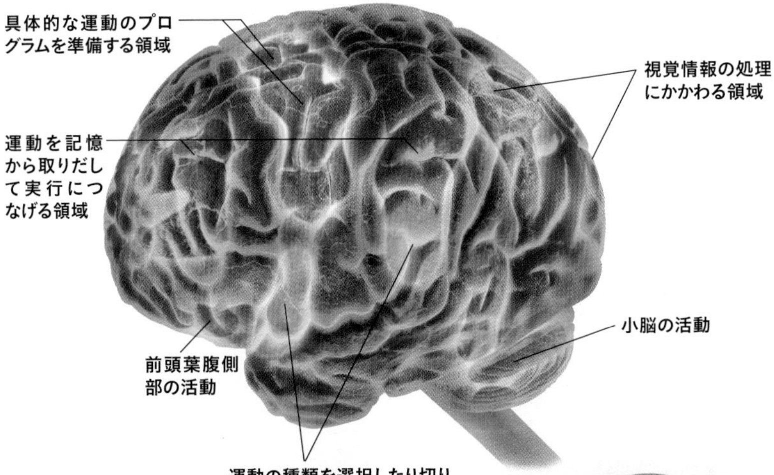

トッププレーヤーの脳活動《のうかつどう》

ネイマール選手《せんしゅ》の脳《のう》では，運動《うんどう》を記憶《きおく》から取《と》りだして実行《じっこう》につなげる領域《りょういき》（紫色《むらさきいろ》）や，さまざまな動作《どうさ》を選択《せんたく》する領域《りょういき》（青色《あおいろ》），具《ぐ》体的《たいてき》な運動《うんどう》のプログラムを準備《じゅんび》する領域《りょういき》（黄色《きいろ》）に強《つよ》い活動《かつどう》がみられました。

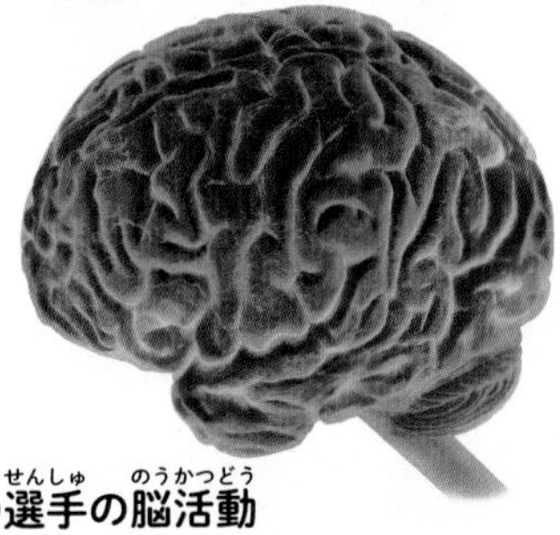

別《べつ》の選手《せんしゅ》の脳活動《のうかつどう》

ネイマール選手《せんしゅ》では活動《かつどう》している領域《りょういき》の大半《たいはん》に，活動《かつどう》がみられませんでした。

プロサッカー選手《せんしゅ》のネイマール選手《せんしゅ》（1992〜）は，たくみなドリブルで軽々《かるがる》と相手《あいて》選手《せんしゅ》を抜《ぬ》き去《さ》ります。脳情報通信融合研究《のうじょうほうつうしんゆうごうけんきゅう》センターの内藤栄一博士《ないとうえいいちはくし》は，ネイマール選手《せんしゅ》を含《ふく》む7人《にん》の被験者《ひけんしゃ》に，フェイント動作《どうさ》で相手《あいて》選手《せんしゅ》を抜《ぬ》き去《さ》る場面《ばめん》をイメージしてもらいながら，脳《のう》の活動《かつどう》を測定《そくてい》しました。すると，**ネイマール選手《せんしゅ》の脳《のう》では，運動《うんどう》に関係《かんけい》する領域《りょういき》が多岐《たき》にわたって活動《かつどう》していましたが，別《べつ》のプロサッカー選手《せんしゅ》の場合《ばあい》，ネイマール選手《せんしゅ》ほどの活動《かつどう》はみられませんでした**。

また，足首《あしくび》を実際《じっさい》にまわしてもらいながら，運動《うんどう》の指令《しれい》を送《おく》るニューロンが分布《ぶんぷ》する大脳《だいのう》の領域《りょういき》の活動《かつどう》も測定《そくてい》しました。その結果《けっか》，ネイマール選手《せんしゅ》の該当領域《がいとうりょういき》の活動《かつどう》は，目立《めだ》って小《ちい》さいことがわかりました※。

ネイマール選手《せんしゅ》が運動《うんどう》をするときは脳《のう》が効率的《こうりつてき》にはたらいており，それがむだのない正確《せいかく》な体《からだ》の動《うご》きにつながっていたのです。

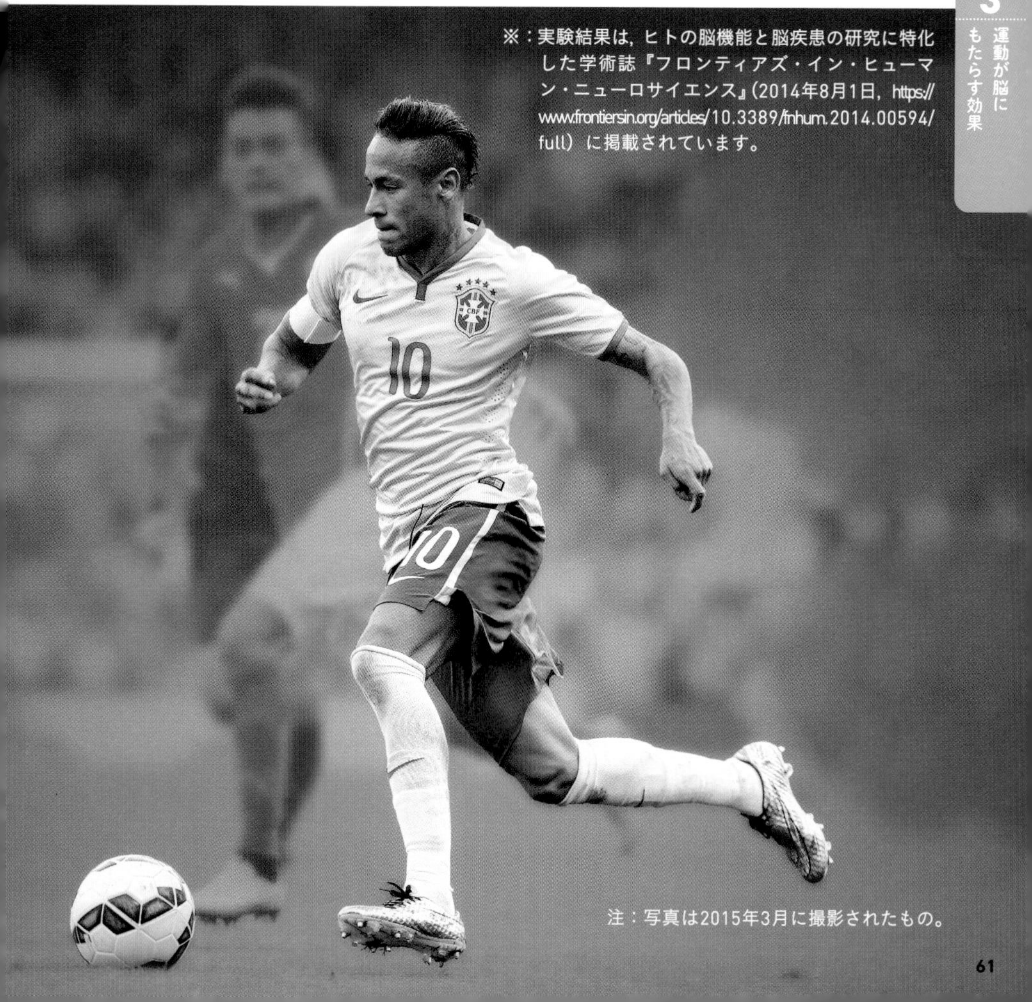

※：実験結果は，ヒトの脳機能と脳疾患の研究に特化した学術誌『フロンティアズ・イン・ヒューマン・ニューロサイエンス』（2014年8月1日，https://www.frontiersin.org/articles/10.3389/fnhum.2014.00594/full）に掲載されています。

注：写真は2015年3月に撮影されたもの。

脳《のう》が筋肉《きんにく》に 指令《しれい》を出《だ》す しくみ

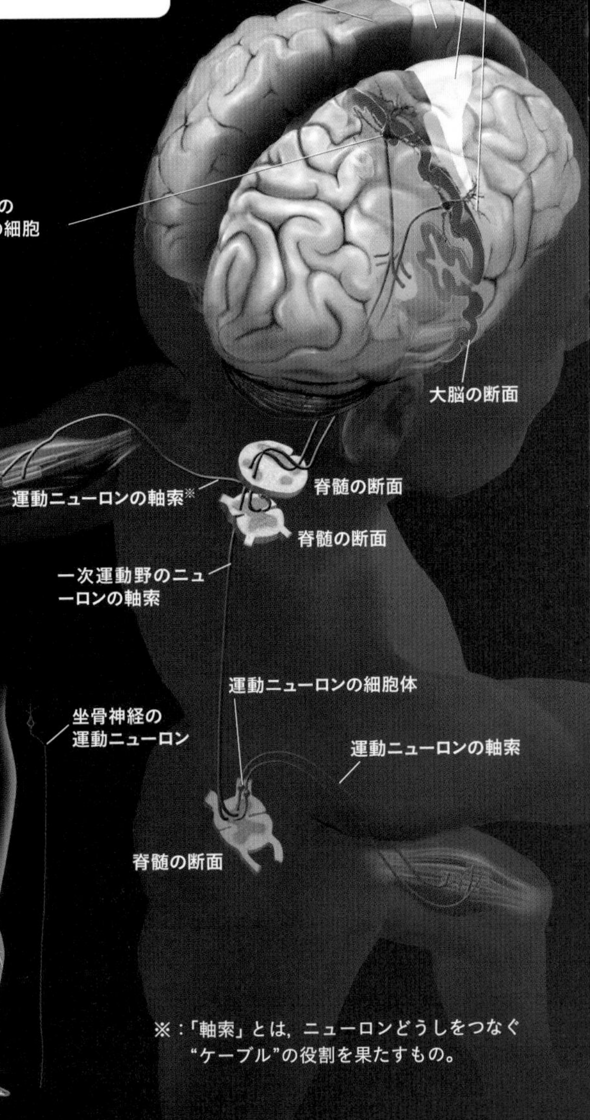

1. 腕《うで》と足《あし》を振《ふ》る

走《はし》りだすときには，腕《うで》を後方《こうほう》（前方《ぜんぽう》）へ振《ふ》るとともに，その腕《うで》とは逆側《ぎゃくがわ》の足《あし》で地面《じめん》をける（逆側《ぎゃくがわ》の足《あし》を前方《ぜんぽう》へ振《ふ》る）ことになります。

1メートルにも達《たっ》する坐骨神経《ざこつしんけい》

鉛筆《えんぴつ》ほどの太《ふと》さがある「坐骨神経《ざこつしんけい》」(一部《いちぶ》の枝《えだ》は省略《しょうりゃく》）は腰《こし》のあたりから足先《あしさき》までのびています。その長《なが》さは1メートルにも達《たっ》します。

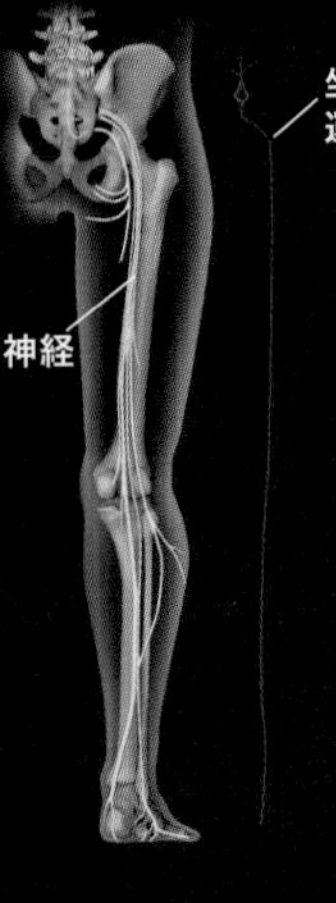

※：「軸索」とは，ニューロンどうしをつなぐ“ケーブル”の役割を果たすもの。

私《わたし》たちは走《はし》っているときに，まず太《ふと》ももを前《まえ》へ運《はこ》んで，つづいて膝《ひざ》をのばして着地《ちゃくち》し……などと考《かんが》えません。**走《はし》りだせば，無意識《むいしき》のうちに交互《こうご》に足《あし》が出《で》ます。こうしたリズムを生《う》みだす中枢《ちゅうすう》は，脳幹《のうかん》や脊髄《せきずい》（36ページ）にそなわっています。**

運動《うんどう》の指令《しれい》である電気信号《でんきしんごう》は，一次運動野《いちじうんどうや》などのニューロンを出発《しゅっぱつ》し，脊髄《せきずい》を下《くだ》って，「運動《うんどう》ニューロン」へ受《う》け渡《わた》されます。運動《うんどう》ニューロンはそれぞれ脊髄《せきずい》から筋肉《きんにく》にのびており，担当《たんとう》する筋肉《きんにく》への指令《しれい》を振《ふ》り分《わ》けます。

いわゆる運動神経《うんどうしんけい》のよさは，運動《うんどう》ニューロンとは直接関係《ちょくせつかんけい》がないとされています。近年《きんねん》の研究《けんきゅう》では，遺伝《いでん》や筋肉細胞《きんにくさいぼう》の構成《こうせい》などに原因《げんいん》があると考《かんが》えられています。また，競技《きょうぎ》によって得意不得意《とくいふとくい》な筋肉細胞《きんにくさいぼう》の構成《こうせい》があることが明《あき》らかにされています。

2. 空中《くうちゅう》にある太《ふと》ももを前《まえ》へ運《はこ》ぶ

太《ふと》ももの前側《まえがわ》にある「大腿直筋《だいたいちょっきん》」や，背骨《せぼね》から骨盤《こつばん》を経由《けいゆ》して太《ふと》ももの骨《ほね》までをつないでいる「大腰筋《だいようきん》」などが収縮《しゅうしゅく》し，太《ふと》ももを前方《ぜんぽう》へ運《はこ》びます。

3. 着地《ちゃくち》する側《がわ》の太《ふと》ももを後方《こうほう》へ運《はこ》ぶ

おしりにある「大殿筋《だいでんきん》」や，太《ふと》ももの裏側《うらがわ》にある「ハムストリング」などが収縮《しゅうしゅく》し，体《からだ》が宙《ちゅう》に浮《う》いている間《あいだ》に，着地《ちゃくち》する側《がわ》の太《ふと》ももを後方《こうほう》へ運《はこ》びます。

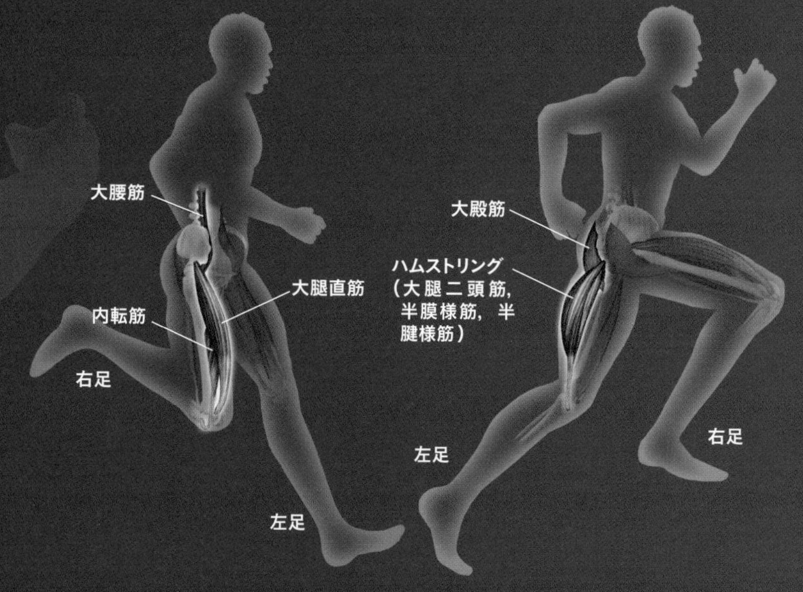

姿勢《しせい》をきちんと保《たも》てる のは大脳基底核《だいのうきていかく》のおかげ

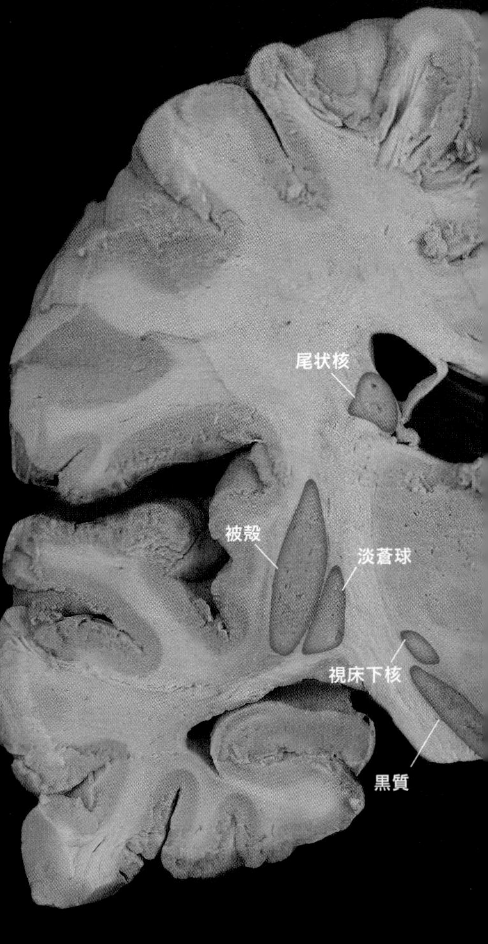

運動《うんどう》をはじめさせたり 止《と》めたりする大脳基底核《だいのうきていかく》

画像《がぞう》は，大脳半球《だいのうはんきゅう》の断面《だんめん》。赤色《あかいろ》で囲《かこ》んである領域《りょういき》が「大脳基底核《だいのうきていかく》」です。

右《みぎ》ページは，電気信号《でんきしんごう》の通《とお》り道《みち》(絶縁体《ぜつえんたい》におおわれたニューロンの軸索《じくさく》）が青《あお》く染《そ》められたものです。大脳基底核《だいのうきていかく》と視床《ししょう》，運動領野《うんどうりょうや》（大脳《だいのう》皮質《ひしつ》）が信号《しんごう》を伝達《でんたつ》する代表的《だいひょうてき》な経路《けいろ》をえがきました。

断面の大まかな位置

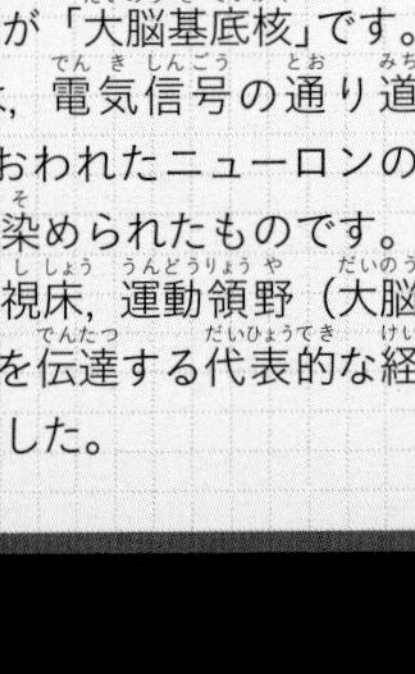

「ジストニア」は，不要《ふよう》な運動《うんどう》のスイッチをオフにする脳《のう》の機能《きのう》に異常《いじょう》があらわれる病気《びょうき》です。たとえば，体《からだ》の一部《いちぶ》をよじらせる動《うご》きが止《と》まらなくなったり，よじらせつづけて骨格《こっかく》がゆがんだりします。**このことから，不要《ふよう》な動《うご》きをおさえて立《た》った姿勢《しせい》や座《すわ》った姿勢《しせい》を保《たも》てるのは，脳《のう》が制御《せいぎょ》している運動《うんどう》の機能《きのう》のおかげだとわかりました。**

また，運動《うんどう》スイッチをオンにする機能《きのう》が正常《せいじょう》にはたらいていないと考《かんが》えられる難病《なんびょう》が「パーキンソン病《びょう》」です。この病気《びょうき》の人《ひと》は，必《かなら》ずしも運《うん》動《どう》の指令《しれい》を送《おく》る機能《きのう》が失《うしな》われていたり，筋肉《きんにく》がおとろえていたりするわけではないのに，歩《ある》きだせないという症状《しょうじょう》が出《で》てきます。ただし，足元《あしもと》に線《せん》を引《ひ》いて「線《せん》を踏《ふ》みこえてください」と具体的《ぐたいてき》な視覚情報《しかくじょうほう》でうながされると，歩《ある》きだせるといいます。

こうした運動《うんどう》の開始《かいし》や停止《ていし》にかかわるのが，脳《のう》の奥深《おくふか》くにある大脳基《だいのうき》底核《ていかく》です。

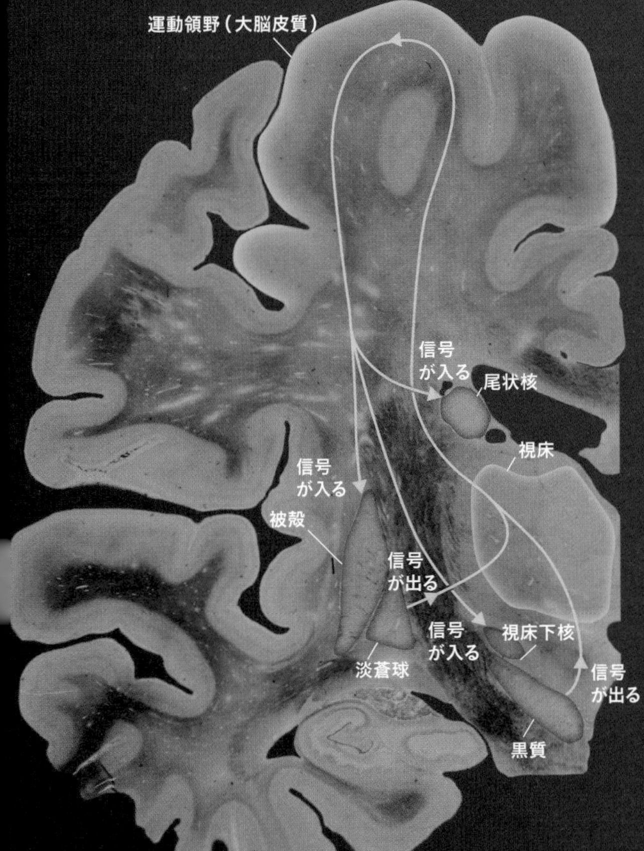

運動領野《うんどうりょうや》（大脳皮質《だいのうひしつ》）から大《だい》脳《のう》基底核《きていかく》へ信号《しんごう》が入《はい》る場所《ばしょ》は，被《ひ》殻《かく》・尾状核《びじょうかく》と視床下核《ししょうかかく》です。大《だい》脳《のう》基底核《きていかく》では複数《ふくすう》の経路《けいろ》で信号《しんごう》が受《う》け渡《わた》され，淡蒼球《たんそうきゅう》の一部《いちぶ》と黒質《こくしつ》の一部《いちぶ》から信号《しんごう》が出《で》ていきます。出《で》た信号《しんごう》は視床《ししょう》を介《かい》して，運動領野《うんどうりょうや》へもどります。このループが運動《うんどう》の開始《かいし》や停止《ていし》にかかわると考《かんが》えられています。

“体《からだ》が覚《おぼ》える”しくみとは

スポーツをはじめて最初《さいしょ》のころは動《うご》きがぎくしゃくしていても，練習《れんしゅう》を重《かさ》ねるとスムーズな動《うご》きが身《み》につきます。**こうした“体《からだ》が覚《おぼ》える”と一般《いっぱん》によばれる運動《うんどう》の学習《がくしゅう》は，小脳《しょうのう》のニューロンがかぎをにぎっています。**

小脳《しょうのう》の体積《たいせき》は脳全体《のうぜんたい》の10%にすぎませんが，脳《のう》のニューロンの大半《たいはん》は小脳《しょうのう》にあるといわれています。そのほとんどは小《ちい》さな「顆粒細胞《かりゅうさいぼう》」というニューロンで，平行線維《へいこうせんい》とよばれる軸索《じくさく》を通《つう》じて，「プルキンエ細胞《さいぼう》」という別《べつ》のニューロンに信号《しんごう》を送《おく》ります。

たとえば野球《やきゅう》のバッターが空振《からぶ》りをした場合《ばあい》，プルキンエ細胞《さいぼう》には脳幹《のうかん》の一部《いちぶ》(下《した》オリーブ核《かく》)のニューロンから，登上線維《とじょうせんい》とよばれる軸索《じくさく》を通《つう》じて「理想的《りそうてき》なバットの軌道《きどう》」と「実際《じっさい》のバットの軌道《きどう》」との誤差《ごさ》の信号《しんごう》が送《おく》られてきます。すると，平《へい》行線維《こうせんい》からの不必要《ふひつよう》な入力《にゅうりょく》が抑制《よくせい》されます。その結果《けっか》，むだな動《うご》きがおさえられて，スムーズな動《うご》きが身《み》につくと考《かんが》えられています。

小脳《しょうのう》での信号伝達《しんごうでんたつ》の流《なが》れ

プルキンエ細胞《さいぼう》（緑色《みどりいろ》の部分《ぶぶん》）は，登上線維《とじょうせんい》（オレンジ色《いろ》の部分《ぶぶん》）から予測《よそく》した動《うご》きとの誤差《ごさ》をあらわす信号《しんごう》を受《う》け取《と》ります。この信号《しんごう》は顆粒《かりゅう》細胞《さいぼう》の平行線維《へいこうせんい》（紫色《むらさきいろ》の部分《ぶぶん》）からの不必要《ふひつよう》な入力《にゅうりょく》をおさえるようにはたらき，動《うご》きがスムーズになります。

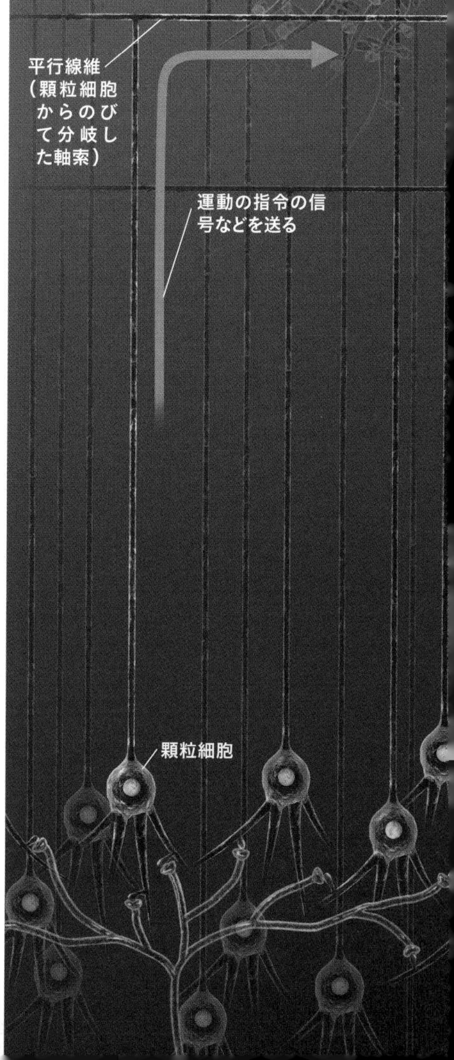

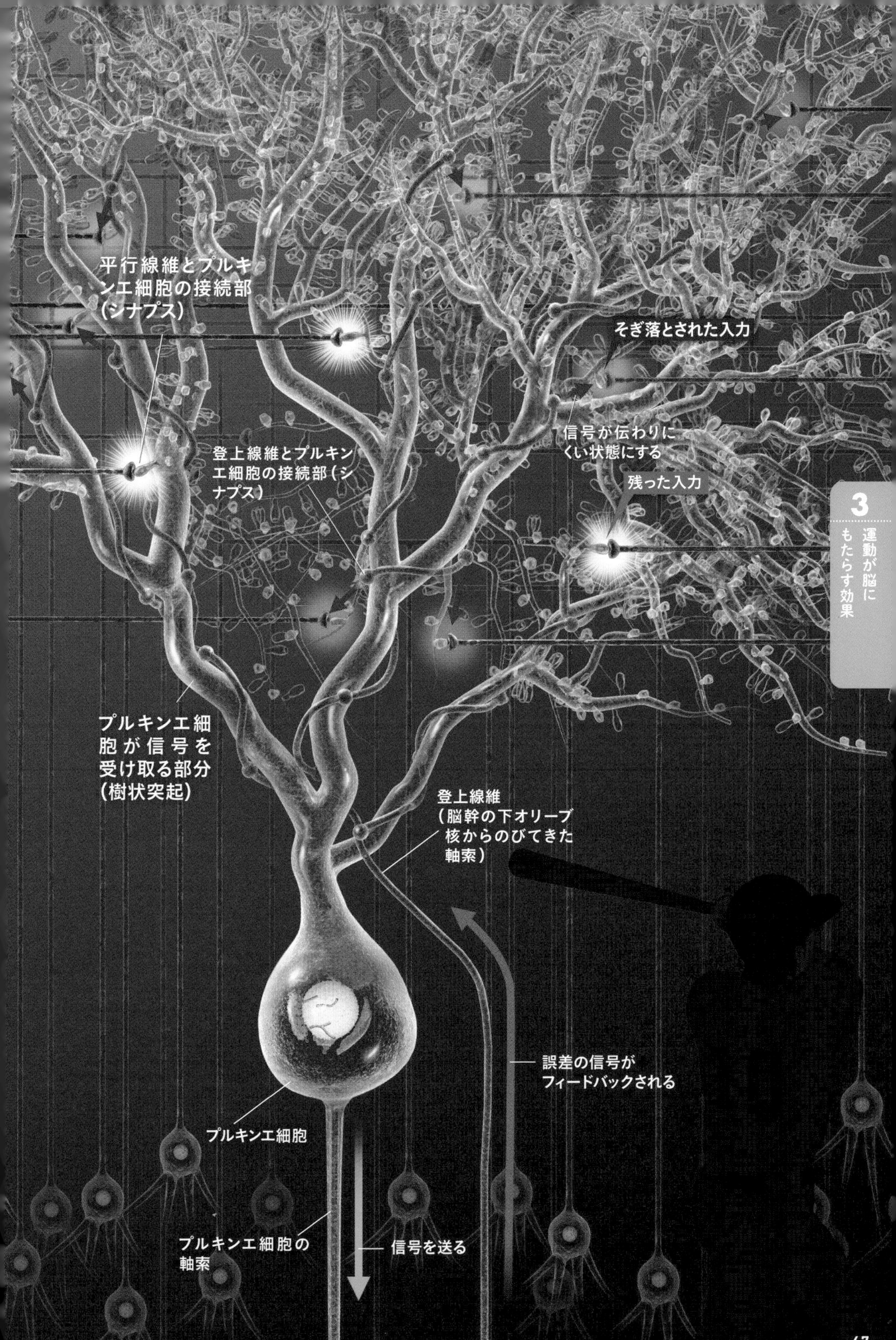
平行線維とプルキンエ細胞の接続部（シナプス）
そぎ落とされた入力
信号が伝わりにくい状態にする
登上線維とプルキンエ細胞の接続部（シナプス）
残った入力
プルキンエ細胞が信号を受け取る部分（樹状突起）
登上線維（脳幹の下オリーブ核からのびてきた軸索）
誤差の信号がフィードバックされる
プルキンエ細胞
プルキンエ細胞の軸索
信号を送る

中強度《ちゅうきょうど》の運動《うんどう》で脳《のう》のはたらきを活性化《かっせいか》

運《うん》動《どう》すると脳《のう》のはたらきが活《かっ》性化《せいか》し，認知機能《にんちきのう》を改善《かいぜん》するなどといわれます。そのきっかけとなったのは，運動《うんどう》によって海《かい》馬《ば》の「脳由来神経栄養因子《のうゆらいしんけいえいよういんし》（BDNF）」がふえたとした報告《ほうこく》（1995年《ねん》）でした。

神経栄養因子《しんけいえいよういんし》とは，「受容体《じゅようたい》」と結合《けつごう》することでニューロンに作用《さよう》するタンパク質《しつ》の総称《そうしょう》です。受容《じゅよう》体《たい》とは，情報伝達物質《じょうほうでんたつぶっしつ》を認識《にんしき》して結合《けつごう》することで，細胞内《さいぼうない》に情報《じょうほう》を伝達《でんたつ》させるはたらきをもつタンパク質《しつ》です。

ニューロンどうしがつながる部《ぶ》分《ぶん》を「シナプス」といい，ここで神《しん》経伝達物質《けいでんたつぶっしつ》が分泌《ぶんぴつ》されることで情《じょう》報《ほう》が伝達《でんたつ》されるしくみになっています。シナプスの能力《のうりょく》は，活動《かつどう》に応《おう》じて強《つよ》くなったり，弱《よわ》くなったりします。これを「シナプスの可《か》塑性《そせい》」といい，記憶《きおく》や学習《がくしゅう》に関係《かんけい》します。**BDNFは，記憶《きおく》をつかさどる「海馬《かいば》」に高濃度《こうのうど》で存在《そんざい》し，シナプス可塑性《かそせい》にもかかわるため，学習《がくしゅう》や記憶《きおく》の形成《けいせい》に影響《えいきょう》をあたえると考《かんが》えられているのです。**

これまでに多《おお》くの動物実験《どうぶつじっけん》において，運動《うんどう》が，脳内《のうない》のさまざまな領域《りょういき》でBDNFの発現《はつげん》をうながすことが報告《ほうこく》されています。ヒトでも，運動《うんどう》で認知機能《にんちきのう》が高《たか》まる際《さい》，血《けつ》液中《えきちゅう》でBDNFが増加《ぞうか》しているとの報告《ほうこく》があります。たとえば，高齢《こうれい》者《しゃ》で1年間《ねんかん》の中《ちゅう》～高強度運動《こうきょうどうんどう》のトレーニング効果《こうか》を検証《けんしょう》したところ，海馬《かいば》の体積《たいせき》のわずかな増加《ぞうか》にともなって血液中《けつえきちゅう》のBDNFがふえ，記《き》憶試験《おくしけん》のスコアが改善《かいぜん》されたと報《ほう》告《こく》されています※1。また，若齢者《じゃくれいしゃ》でも，認知機能《にんちきのう》（ここでは実行機《じっこうき》能《のう》※2）が向上《こうじょう》するような急性《きゅうせい》の中《ちゅう》強度運動《きょうどうんどう》で血液中《けつえきちゅう》のBDNFがふえたという報告《ほうこく》があります※3。

しかし，血液中《けつえきちゅう》でみられたBDNFの増加《ぞうか》が，脳機能《のうきのう》の向上《こうじょう》を反映《はんえい》したものなのか，その因果関《いんがかん》係《けい》は今《いま》のところ不明《ふめい》です。

※1：Erickson KI, et al. Exercise training increases size of hippocampus and improves memory. Proc Natl Acad Sci USA. 2011; 108: 3017-3022.
※2：実行機能については72ページで説明。
※3：Ferris LT, et al. The effect of acute exercise on serum brain-derived neurotrophic factor levels and cognitive function. Med Sci Sports Exerc. 2007; 39: 728-734.

海馬《かいば》や小脳《しょうのう》などに存在《そんざい》する BDNF

BDNF（Brain-derived neurotrophic factor）は，1982年《ねん》にブタの脳《のう》から精製《せいせい》したタンパク質《しつ》からみつかりました。大脳《だいのう》皮質《ひしつ》や海馬《かいば》，小脳《しょうのう》といった中枢神経《ちゅうすうしんけい》のほか，肺《はい》や心筋《しんきん》，平滑筋《へいかつきん》などの末梢《まっしょう》組織《そしき》や血液中《けつえきちゅう》にもみつかっています。

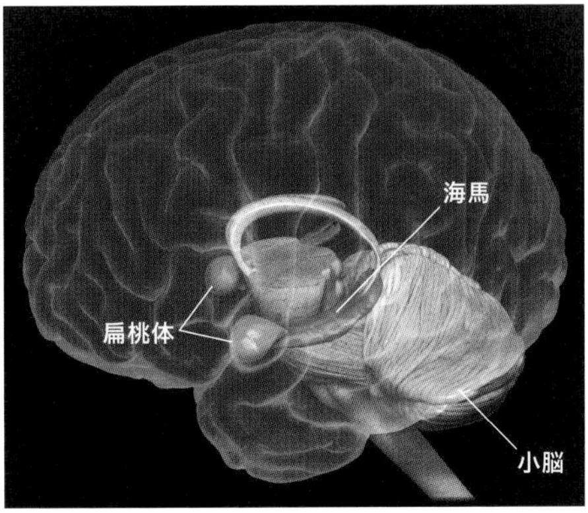

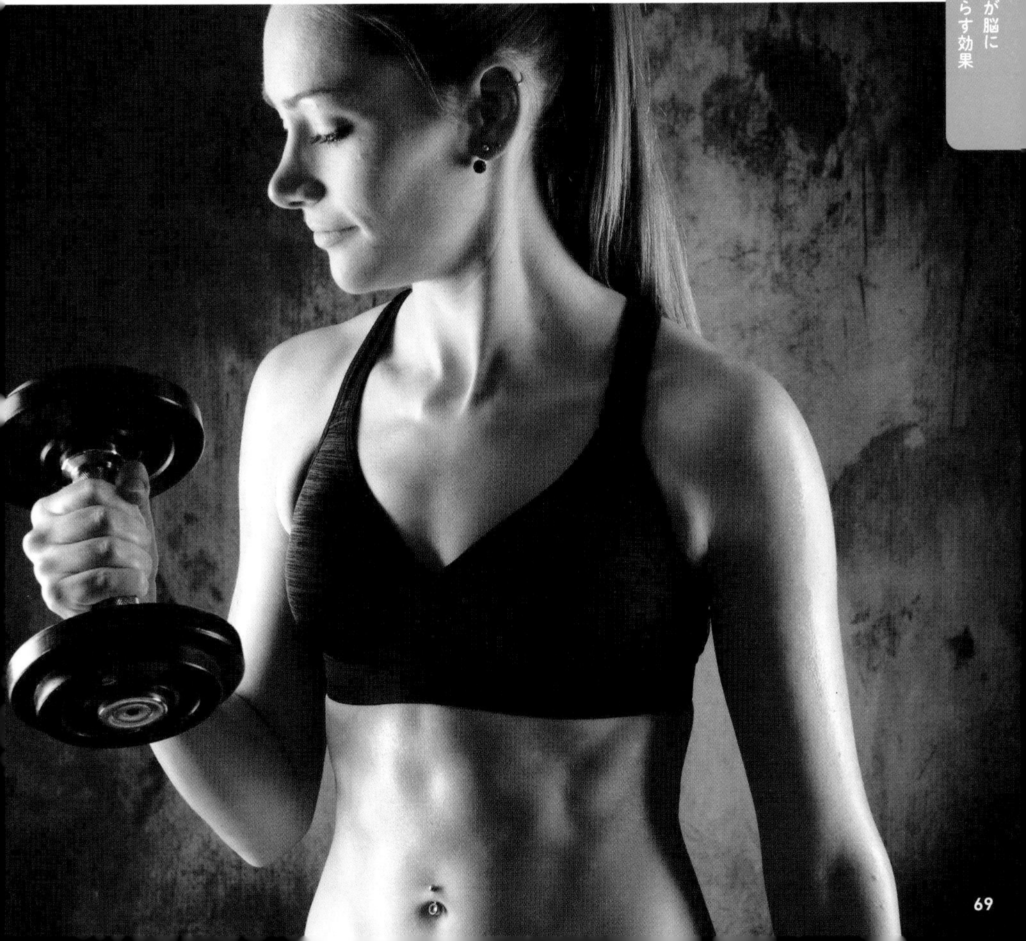

運動《うんどう》は，記憶《きおく》をつかさどる海馬《かいば》に影響《えいきょう》をおよぼす

運《うん》動《どう》は，記憶《きおく》をつかさどる海《かい》馬《ば》に変化《へんか》をもたらすことが明《あき》らかになってきました。

海馬《かいば》は大脳辺縁系《だいのうへんえんけい》（9ページ）の一部《いちぶ》で，脳《のう》に入《はい》ってきた情報《じょうほう》を記憶《きおく》として残《のこ》すのに適《てき》した形《かたち》に書《か》きかえるという，重要《じゅうよう》な役割《やくわり》をになっています。海馬《かいば》に入《はい》った情報《じょうほう》は，「歯状回《しじょうかい》」を起点《きてん》とする神経《しんけい》回路《かいろ》を通《とお》り，ふたたび大脳皮質《だいのうひしつ》へ出力《しゅつりょく》されます。歯状回《しじょうかい》は海馬《かいば》の入《い》り口《ぐち》に位置《いち》し，海馬《かいば》に来《き》た電気信《でんきしん》号《ごう》を最初《さいしょ》に受《う》け取《と》って海馬《かいば》の中《なか》へと送《おく》る役割《やくわり》を果《は》たす場所《ばしょ》です。この神経回路《しんけいかいろ》が動《うご》くと，情報《じょうほう》が記憶《きおく》として脳《のう》に残《のこ》るといわれます。

また，成人《せいじん》の脳《のう》では新《あら》たなニューロンは生《う》まれないと長年考《ながねんかんが》えられていましたが，1990年代《ねんだい》に海馬《かいば》歯状回《しじょうかい》でニューロンが生《う》まれることや，歯状回《しじょうかい》で新《あら》たに生《う》まれた細胞《さいぼう》が記憶《きおく》にかかわることなどが明《あき》らかになりました。さらに，動《どう》物実験《ぶつじっけん》では，運動《うんどう》すると歯状回《しじょうかい》でニューロンの新生《しんせい》が増強《ぞうきょう》されることがわかり，運動《うんどう》と脳《のう》のかかわりについてさかんに研究《けんきゅう》されるようになりました。

筑波大学《つくばだいがく》の研究《けんきゅう》では，ヨガや太《たい》極拳《きょくけん》，スローランニングなど，だれでもできる軽《かる》い運動《うんどう》を行《おこな》うと海《かい》馬《ば》が刺激《しげき》され，記憶力《きおくりょく》が高《たか》まると報告《ほうこく》されています※1。これは高齢《こうれい》者《しゃ》など体力《たいりょく》の脆弱《ぜいじゃく》な人々《ひとびと》にとって朗報《ろうほう》となります。

ただし，動物実験《どうぶつじっけん》では数週間《すうしゅうかん》の低強度運動《ていきょうどうんどう》トレーニングで歯状《しじょう》回《かい》のニューロンがふえて記憶能《きおくのう》も向上《こうじょう》しましたが，ヒトの海馬《かいば》でニューロンの新生《しんせい》が促進《そくしん》される証拠《しょうこ》は，まだ得《え》られていません。

また，さらに強《つよ》い運動《うんどう》をした場《ば》合《あい》，動物実験《どうぶつじっけん》では効果《こうか》が頭打《あたまう》ちになる傾向《けいこう》があります。しかし，高《こう》強度《きょうど》でも間欠的《かんけつてき》に運動《うんどう》すると，海《かい》馬歯状回《ばしじょうかい》の神経《しんけい》が増加《ぞうか》し，空間記《くうかんき》憶能《おくのう》が向上《こうじょう》します※2。今後《こんご》，ヒトでの検証成果《けんしょうせいか》が期待《きたい》されます。

※1：Suwabe K, et al. Rapid stimulation of human dentate gyrus function with acute mild exercise. Proc Natl Acad Sci USA. 2018; 115: 10487-10492.

※2：Okamoto M, et al. High-intensity Intermittent Training Enhances Spatial Memory and Hippocampal Neurogenesis Associated with BDNF Signaling in Rats. Cereb Cortex. 2021; 31: 4386-4397.

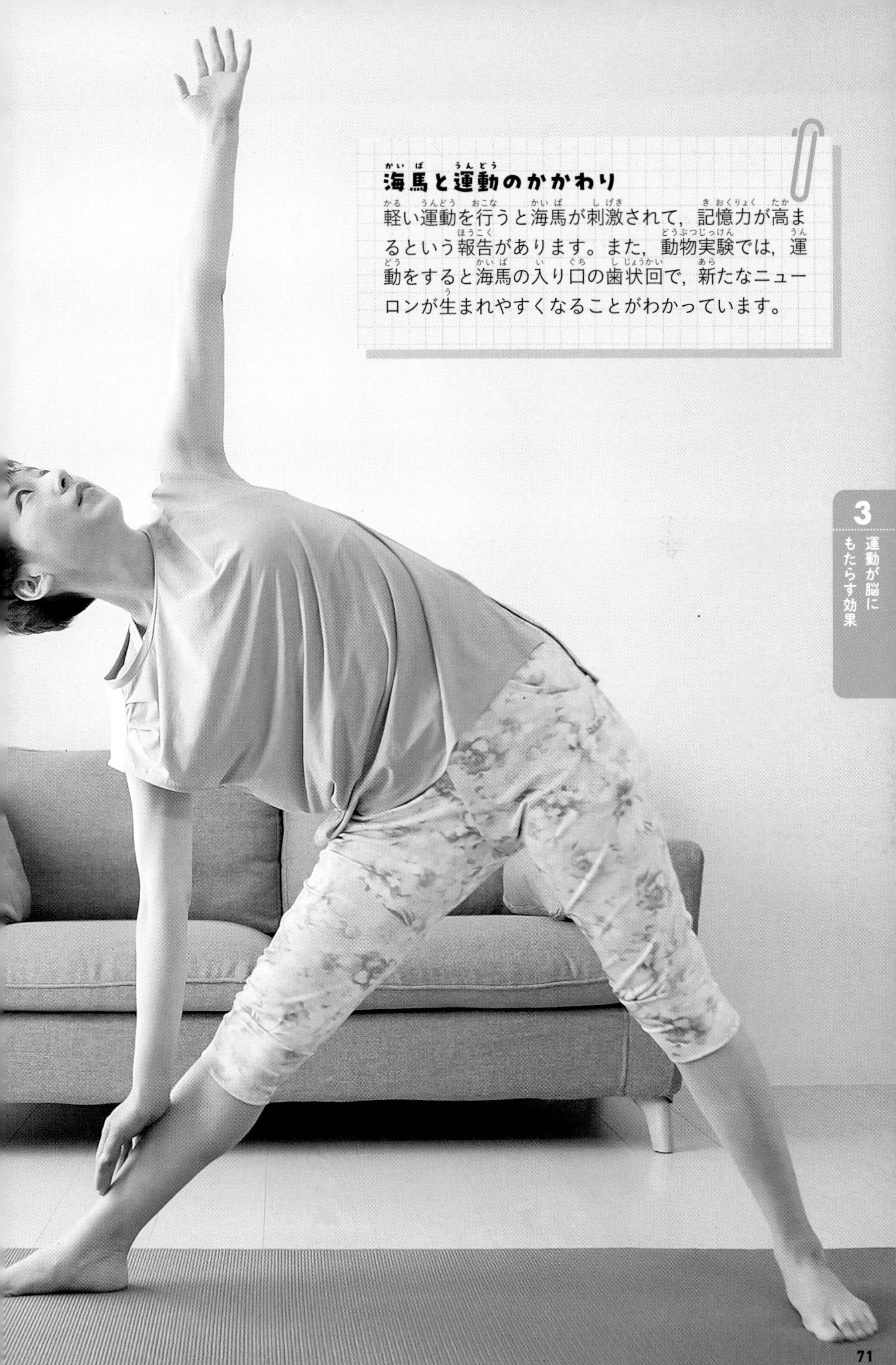

海馬《かいば》と運動《うんどう》のかかわり

軽《かる》い運動《うんどう》を行《おこな》うと海馬《かいば》が刺激《しげき》されて，記憶力《きおくりょく》が高《たか》まるという報告《ほうこく》があります。また，動物実験《どうぶつじっけん》では，運《うん》動《どう》をすると海馬《かいば》の入《い》り口《ぐち》の歯状回《しじょうかい》で，新《あら》たなニューロンが生《う》まれやすくなることがわかっています。

文武両道《ぶんぶりょうどう》は当《あ》たり前《まえ》？ 脳《のう》と運動《うんどう》の相関関係《そうかんかんけい》

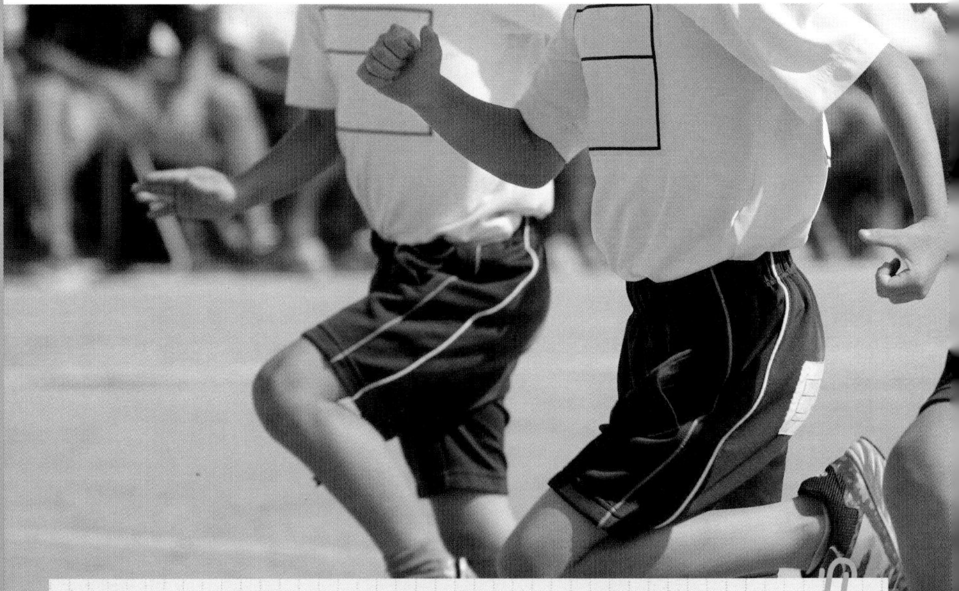

運動《うんどう》することで脳《のう》の実行機能《じっこうきのう》が向上《こうじょう》する可能性《かのうせい》がある

小学生《しょうがくせい》を対象《たいしょう》に放課後《ほうかご》運動教室《うんどうきょうしつ》を週《しゅう》5日《か》，9か月間行《げつかんおこな》い，子供《こども》の体力《たいりょく》と認知機能《にんちきのう》の変《へん》化《か》を調《しら》べた研究《けんきゅう》があります。この研究《けんきゅう》では，運動教室《うんどうきょうしつ》に通《かよ》い，体力《たいりょく》が向上《こうじょう》した子供《こども》は，認知機能《にんちきのう》の中《なか》でもとくに実行機能《じっこうきのう》が改善《かいぜん》されたことが示《しめ》されました。さらに，放課後《ほうかご》の運動教室《うんどうきょうしつ》の出席率《しゅっせきりつ》と実行機能《じっこうきのう》の変化量《へんかりょう》には相関《そうかん》があり，身体活動量《しんたいかつどうりょう》が多《おお》ければ実行機能《じっこうきのう》の改善《かいぜん》も大《おお》きいとしています。

参考：Hillman CH, et al. Effects of the FITKids randomized controlled trial on executive control and brain function. Pediatrics. 2014; 134: e1063-e1071.

勉《べん》強《きょう》も運動《うんどう》も優秀《ゆうしゅう》なことを文武《ぶんぶ》両道《りょうどう》といいますが，学力《がくりょく》と体力《たいりょく》の関係《かんけい》については，さまざまな調査《ちょうさ》が行《おこな》われています。

アメリカ・イリノイ州《しゅう》の「小学生《しょうがくせい》の全身持久力《ぜんしんじきゅうりょく》と算数《さんすう》・読解《どっかい》テストの成績《せいせき》との関係《かんけい》」では，テスト中《ちゅう》の子供《こども》たちの脳波《のうは》は運動後《うんどうご》も活発《かっぱつ》だったとされました※1。**これは，運動《うんどう》による刺激《しげき》や体力《たいりょく》の向上《こうじょう》が，記憶《きおく》や集中力《しゅうちゅうりょく》などに関係《かんけい》することを示《しめ》します。**

また，近年《きんねん》は「実行機能《じっこうきのう》」とよばれる脳《のう》の機能《きのう》が注目《ちゅうもく》されています。実行機能《じっこうきのう》は，目的《もくてき》の活動《かつどう》を行《おこな》うときに計画《けいかく》を立《た》て，行動《こうどう》や思考《しこう》をコントロールして段取《だんど》りよくこなす能力《のうりょく》です。IQ（知能指数《ちのうしすう》）が同程度《どうていど》の場合《ばあい》，実行《じっこう》機能《きのう》が高《たか》いほうが算数《さんすう》の成績《せいせき》がよかったという報告《ほうこく》があります。さらに，小学校《しょうがっこう》3，5年生《ねんせい》を対象《たいしょう》にした有酸素《ゆうさんそ》運動《うんどう》と学力《がくりょく》の関係《かんけい》を検証《けんしょう》した研究《けんきゅう》では，有酸素《ゆうさんそ》運動能力《うんどうのうりょく》の高《たか》い子供《こども》のほうが学力《がくりょく》テストの成績《せいせき》がよかったという報告《ほうこく》もあります※2。

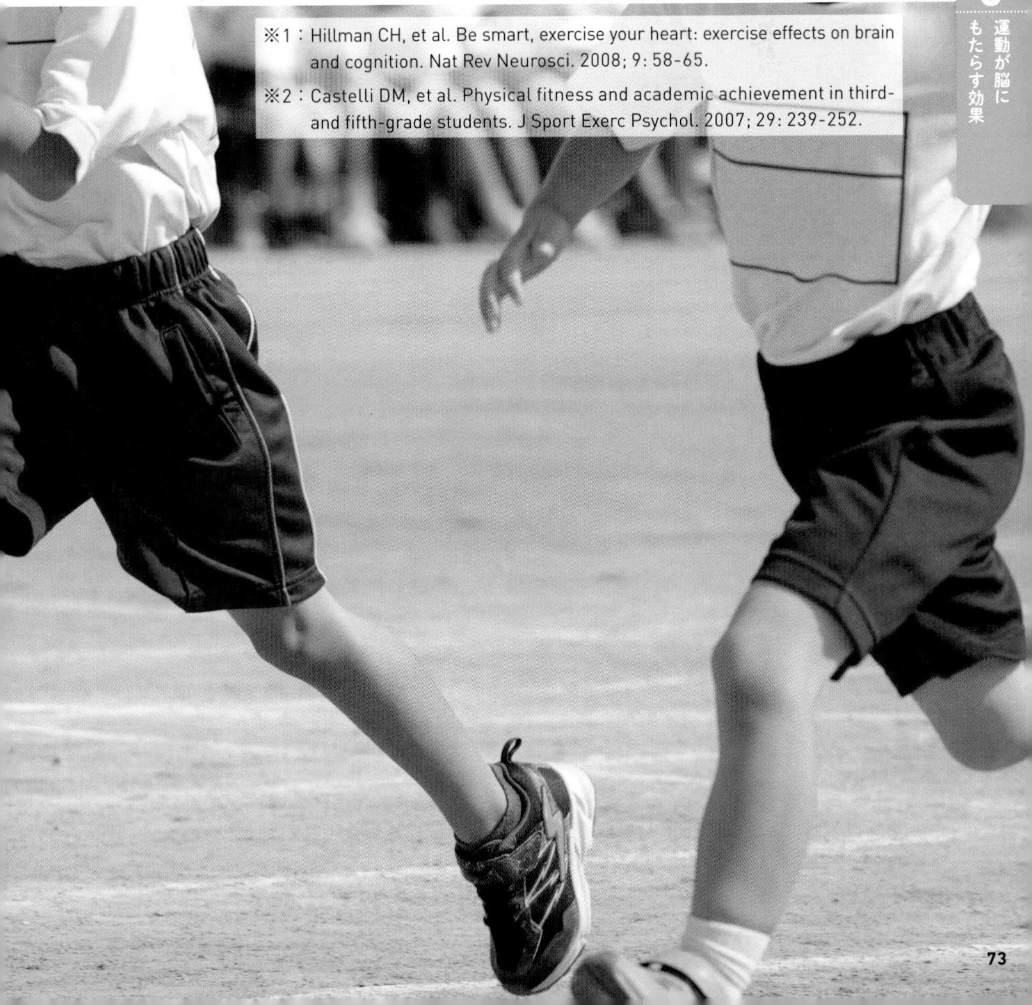

※1：Hillman CH, et al. Be smart, exercise your heart: exercise effects on brain and cognition. Nat Rev Neurosci. 2008; 9: 58-65.

※2：Castelli DM, et al. Physical fitness and academic achievement in third- and fifth-grade students. J Sport Exerc Psychol. 2007; 29: 239-252.

運動《うんどう》がもたらす メンタルヘルス効果《こうか》

運動《うんどう》がもつ健康効果《けんこうこうか》

運動《うんどう》が脳《のう》にどのように作用《さよう》するかは，現段階《げんだんかい》では未解明《みかいめい》といえるかもしれません。しかし，運動《うんどう》が人《ひと》の健康《けんこう》そのものに寄与《きよ》することは大《おお》いに期待《きたい》されるところです。下《した》の表《ひょう》に示《しめ》したのは，群馬県中之条町《ぐんまけんなかのじょうまち》の65歳以上《さいいじょう》の住民《じゅうみん》5000人《にん》を対象《たいしょう》に，日常《にちじょう》の身体活動《しんたいかつどう》と病気予防《びょうきよぼう》の関係《かんけい》について調査《ちょうさ》するため2000年《ねん》より継続的《けいぞくてき》に行《おこな》われている通称《つうしょう》「中之条研究《なかのじょうけんきゅう》」の結果《けっか》です。健康維持《けんこういじ》や，病気《びょうき》の予防《よぼう》のために，日々《ひび》の生活《せいかつ》に適度《てきど》な運動《うんどう》を取《と》り入《い》れてみてはいかがでしょう。

1日《にち》あたりの歩数《ほすう》や早歩《はやある》きの時間《じかん》と健康《けんこう》への影響《えいきょう》

歩数（歩）	早歩きの時間（分）	予防効果が期待できる病気等
2000	0	寝たきり
4000	5	うつ病
5000	7.5	要支援・要介護，認知症，心疾患，脳卒中
7000	15	がん，動脈硬化，骨粗しょう症
7500	17.5	高血圧，糖尿病，脂質異常症
10000	30	メタボリックシンドローム
12000	40	肥満

睡《すい》眠《みん》・覚醒《かくせい》リズムやメンタルヘルスの維《い》持《じ》には，「脳内《のうない》モノアミン」が関《かん》与《よ》しているという仮《か》説《せつ》があります。モノアミンとは，神経伝《しんけいでん》達物質《たつぶっしつ》のうちカテコラミン（ノルアドレナリンやドーパミン）やインドールアミン（セロトニン）などの総《そう》称《しょう》です。

セロトニンは，必《ひっ》須《す》アミノ酸《さん》※1の一種《いっしゅ》であるトリプトファンから合成《ごうせい》されます。セロトニンの欠乏《けつぼう》は，自《じ》律神経失調症《りつしんけいしっちょうしょう》やうつ病《びょう》などの原因《げんいん》になっていると考《かんが》えられています。運動《うんどう》は，このセロトニンをふやすのに有効《ゆうこう》な手段《しゅだん》の一《ひと》つとされています。うつ病《びょう》の治《ち》療薬《りょうやく》の開発《かいはつ》を目的《もくてき》とした研究《けんきゅう》で，回転《かいてん》かごで運動《うんどう》をしたマウスの海《かい》馬《ば》でセロトニンの受容体《じゅようたい》が活性《かっせい》化《か》され，抗《こう》うつ効《こう》果《か》が発現《はつげん》したことが報告《ほうこく》されています※2。

また，**運動《うんどう》と脳《のう》に関《かん》しては，運動《うんどう》によって脳内《のうない》でドーパミンの分泌《ぶんぴつ》量《りょう》がふえ，集中力《しゅうちゅうりょく》が高《たか》まるという説《せつ》もあります**。

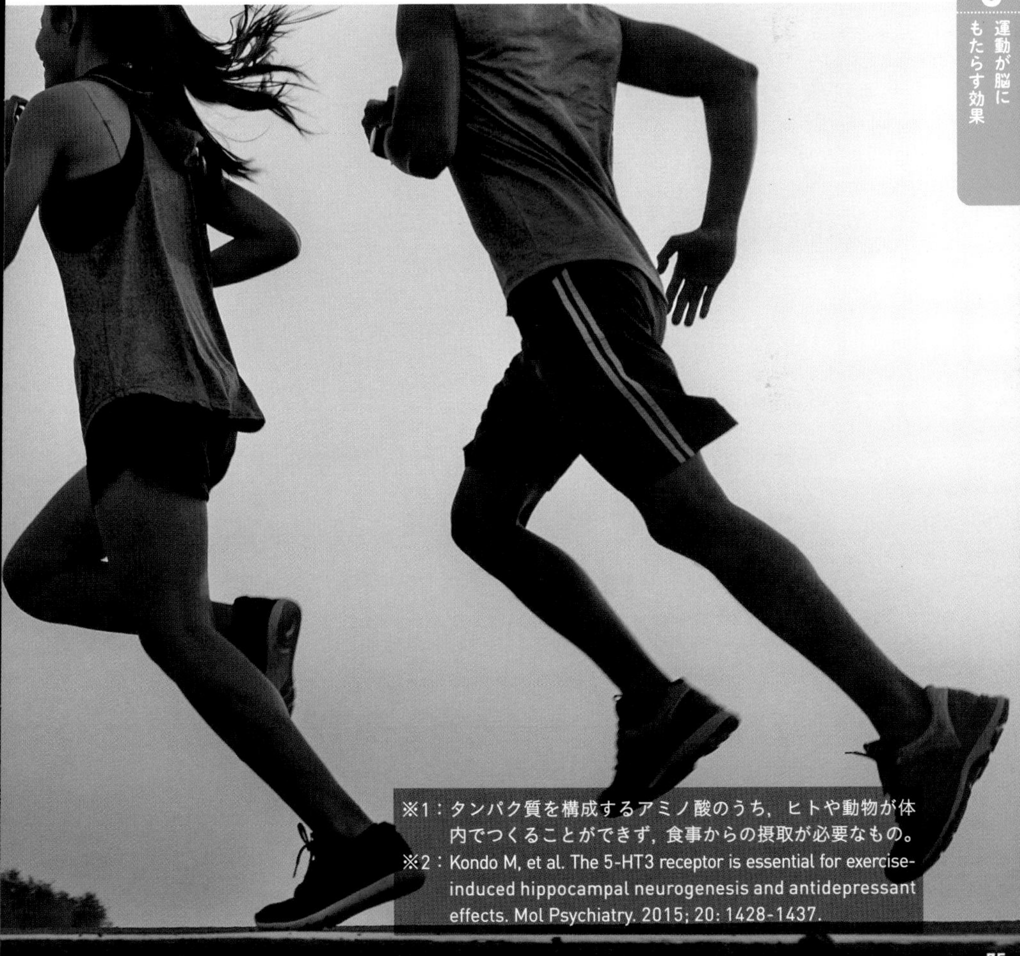

※1：タンパク質を構成するアミノ酸のうち，ヒトや動物が体内でつくることができず，食事からの摂取が必要なもの。

※2：Kondo M, et al. The 5-HT3 receptor is essential for exercise-induced hippocampal neurogenesis and antidepressant effects. Mol Psychiatry. 2015; 20: 1428-1437.

体《からだ》を動《うご》かしてストレス解消《かいしょう》！

運《うん》動《どう》すると脳《のう》が活性化《かっせいか》し，気分《きぶん》がすっきりするため，ストレス解消《かいしょう》に有効《ゆうこう》です。**しかし，筋《きん》トレのようなはげしい運《うん》動《どう》をやりすぎると，「コルチゾール」などのストレスホルモンが増加《ぞうか》する場合《ばあい》があります。**

コルチゾールは，副腎皮質《ふくじんひしつ》から分泌《ぶんぴつ》されるホルモンです。体《からだ》

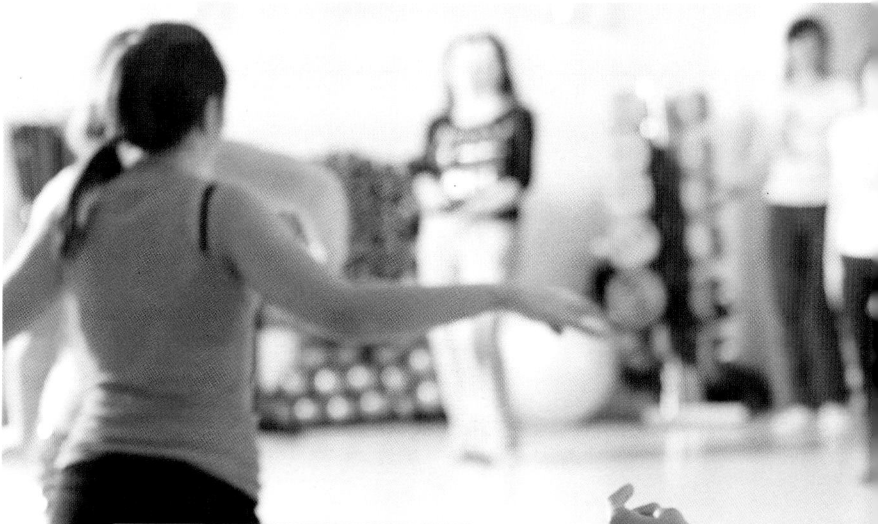

コルチゾールの過剰分泌《かじょうぶんぴつ》は海馬《かいば》を萎縮《いしゅく》させる

1998年《ねん》にカナダで報告《ほうこく》された例《れい》です。高齢者《こうれいしゃ》をコルチゾールの分泌《ぶんぴつ》が多《おお》い群《ぐん》と普通《ふつう》の群《ぐん》に分《わ》け，脳《のう》の大《おお》きさをくらべました。すると，分泌量《ぶんぴつりょう》が多《おお》い群《ぐん》では普通《ふつう》の群《ぐん》にくらべ海馬《かいば》の体積《たいせき》が約《やく》14％減少《げんしょう》していました。

参考文献：Lupien SJ, et al. Cortisol levels during human aging predict hippocampal atrophy and memory deficits. Nat Neurosci. 1998; 1: 69-73.

や脳《のう》に必要《ひつよう》なエネルギーの産生《さんせい》をうながしたり，炎症《えんしょう》や免疫《めんえき》機能《きのう》を抑制《よくせい》したりします。さらに，コルチゾールはストレスに対《たい》して体《からだ》や脳《のう》が適切《てきせつ》に対応《たいおう》できるよう調節《ちょうせつ》するはたらきもします。コルチゾールには日内《にちない》リズムがありますが，それが崩《くず》れて分泌量《ぶんぴつりょう》がふえると，海馬《かいば》が萎縮《いしゅく》するなどの可能性《かのうせい》があります。

軽《かる》い運動《うんどう》はストレスホルモンを刺激《しげき》しません。また，動《うご》きたくなる音楽《おんがく》に合《あ》わせて低強度《ていきょうど》で行《おこな》うスローエアロビック運動《うんどう》は，気分《きぶん》も好転《こうてん》し実行《じっこう》機能《きのう》（72ページ）も高《たか》まるとする報告《ほうこく》もあります※。運動《うんどう》のこうした効果《こうか》については，さらなる研究《けんきゅう》が待《ま》たれます。

※：征矢英昭. 脳フィットネスを高める スローエアロビック. NHK出版, 2018.

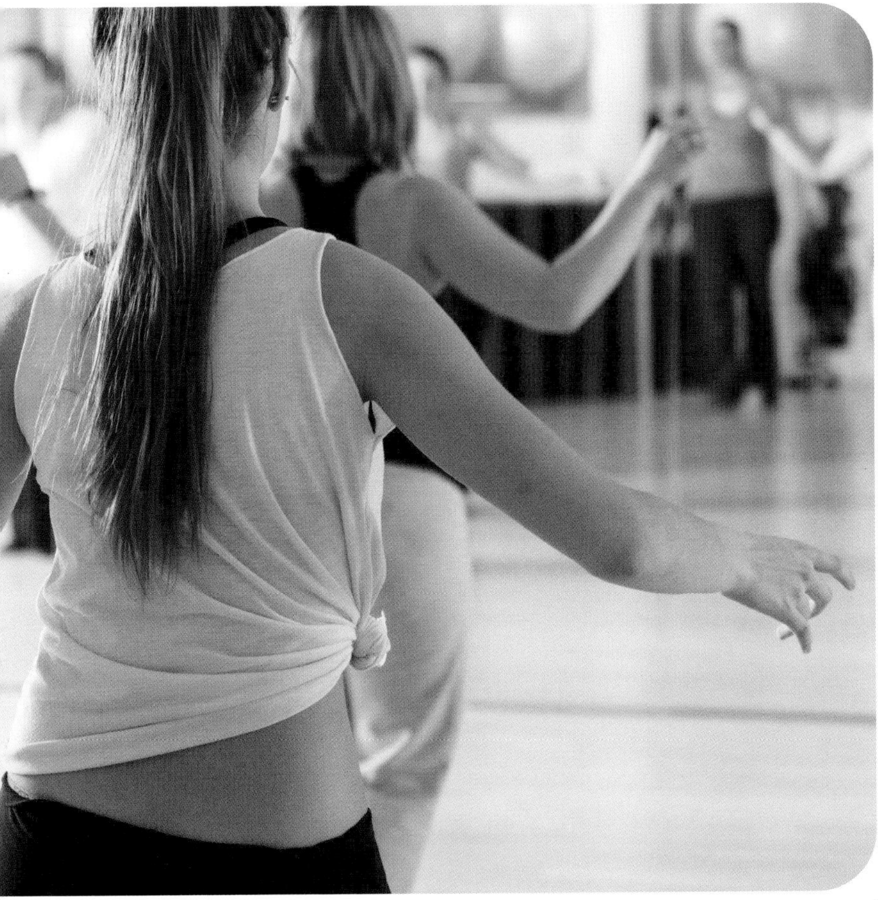

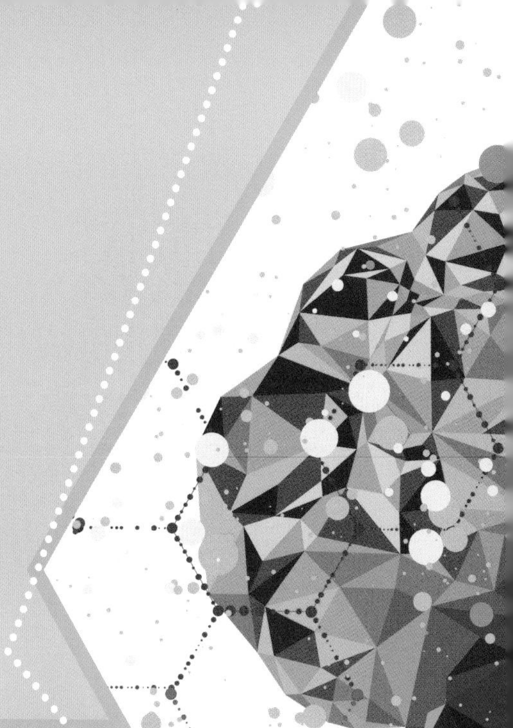

4

報酬《ほうしゅう》がもたらす
脳《のう》の意思決定《いしけってい》

私《わたし》たちが労働《ろうどう》をしたり，周囲《しゅうい》と協力《きょうりょく》して社会活動《しゃかいかつどう》を営《いとな》んだりできるのは，脳《のう》の学習《がくしゅう》のおかげです。脳《のう》は学《まな》んだことをいかし，得《え》られる報酬《ほうしゅう》を最大化《さいだいか》するために意思決定《いしけってい》をします。4章《しょう》では報酬《ほうしゅう》で動《うご》く脳《のう》と意《い》思決定《しけってい》を中心《ちゅうしん》に紹介《しょうかい》します。

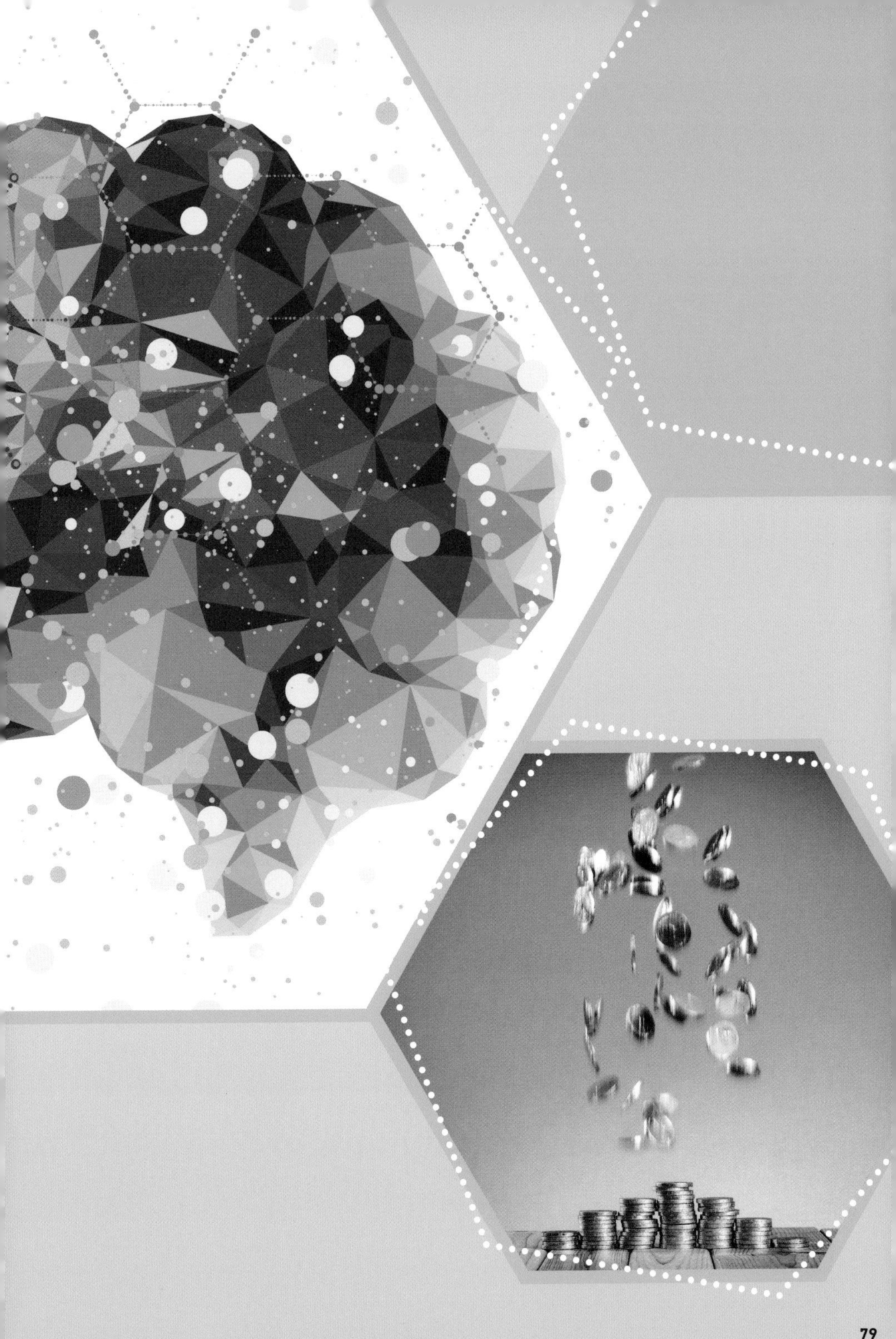

脳《のう》の中《なか》でどのように行動《こうどう》が選択《せんたく》されているのか

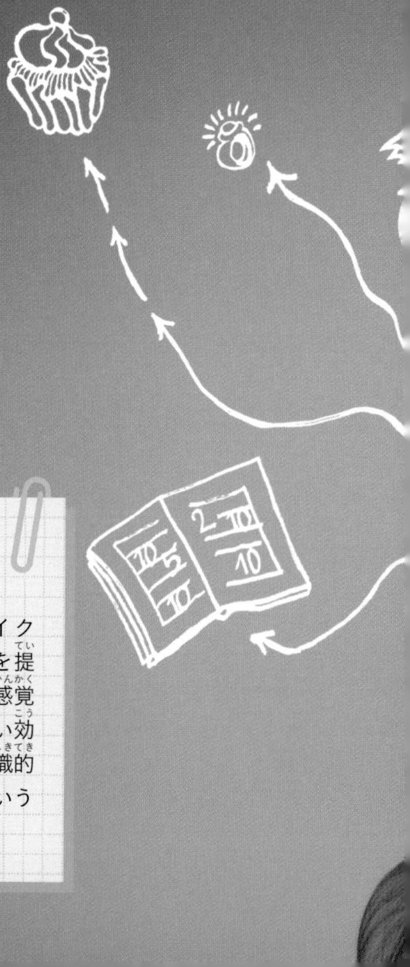

無意識《むいしき》にくりかえし行動《こうどう》してしまう「効果《こうか》の法則《ほうそく》」

アメリカの心理学者《しんりがくしゃ》エドワード・ソーンダイク（1874〜1949）は，1911年《ねん》に「効果《こうか》の法則《ほうそく》」を提《てい》唱《しょう》しました。これは，ある行動《こうどう》にともなう快《こころよ》い感覚《かんかく》が，その行動《こうどう》を強化《きょうか》させるというものです。快《こころよ》い効《こう》果《か》が予想《よそう》される場合《ばあい》，その刺激《しげき》がないのに無意識的《むいしきてき》に反応《はんのう》してしまうことがあります。これが俗《ぞく》にいう「習慣《しゅうかん》」です。

複《ふく》数《すう》の選択肢《せんたくし》から一《ひと》つの行動《こうどう》を選《えら》ぶ場合《ばあい》，人間《にんげん》の脳《のう》はそれらの行動《こうどう》をした結果《けっか》の価値《かち》をあらかじめ計算《けいさん》し，選択《せんたく》するとされています。

価値《かち》の計算《けいさん》には，目《め》や耳《みみ》といった感覚器《かんかくき》から入《はい》る情報《じょうほう》（認知情報《にんちじょうほう》），ある行動《こうどう》をするための動機《どうき》づけの情《じょう》報《ほう》（動機《どうき》づけ情報《じょうほう》），喜《よろこ》びや恐怖《きょうふ》などの感情《かんじょう》（感情情報《かんじょうじょうほう》）の三《みっ》つの情報《じょうほう》が使《つか》われます。この三《みっ》つの情報《じょうほう》をもとにした意思決定《いしけってい》のしくみが，人間《にんげん》の思考活動《しこうかつどう》を支《ささ》えてきたと考《かんが》えられてきました。

2003年《ねん》，アメリカ・カリフォルニア大学《だいがく》の研究《けんきゅう》チームは，2枚一組《まいひとくみ》になった異性《いせい》の写真《しゃしん》を実験協力者《じっけんきょうりょくしゃ》に見《み》せ，どちらが魅力的《みりょくてき》か答《こた》えさせる実験《じっけん》を行《おこな》いました。すると，実際《じっさい》に判断《はんだん》するよりも先《さき》に，気《き》に入《い》ったほうに視線《しせん》が向《む》けられていました。**これによって，私《わたし》たちが意識《いしき》をする前《まえ》に，脳《のう》が無意識《むいしき》のうちに意思決定《いしけってい》をしているのではないか，ということがわかってきたのです。**

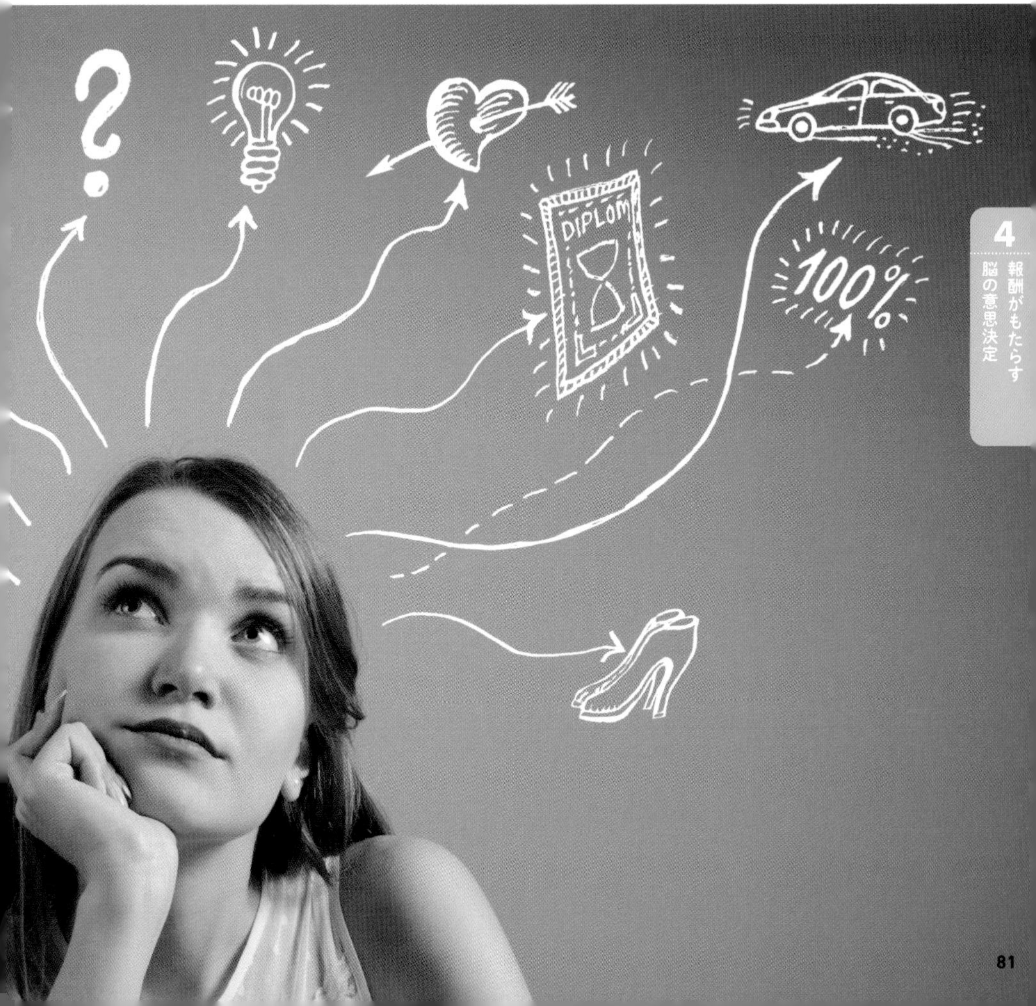

脳《のう》の意思《いし》決定《けってい》には二《ふた》つのモデルがある

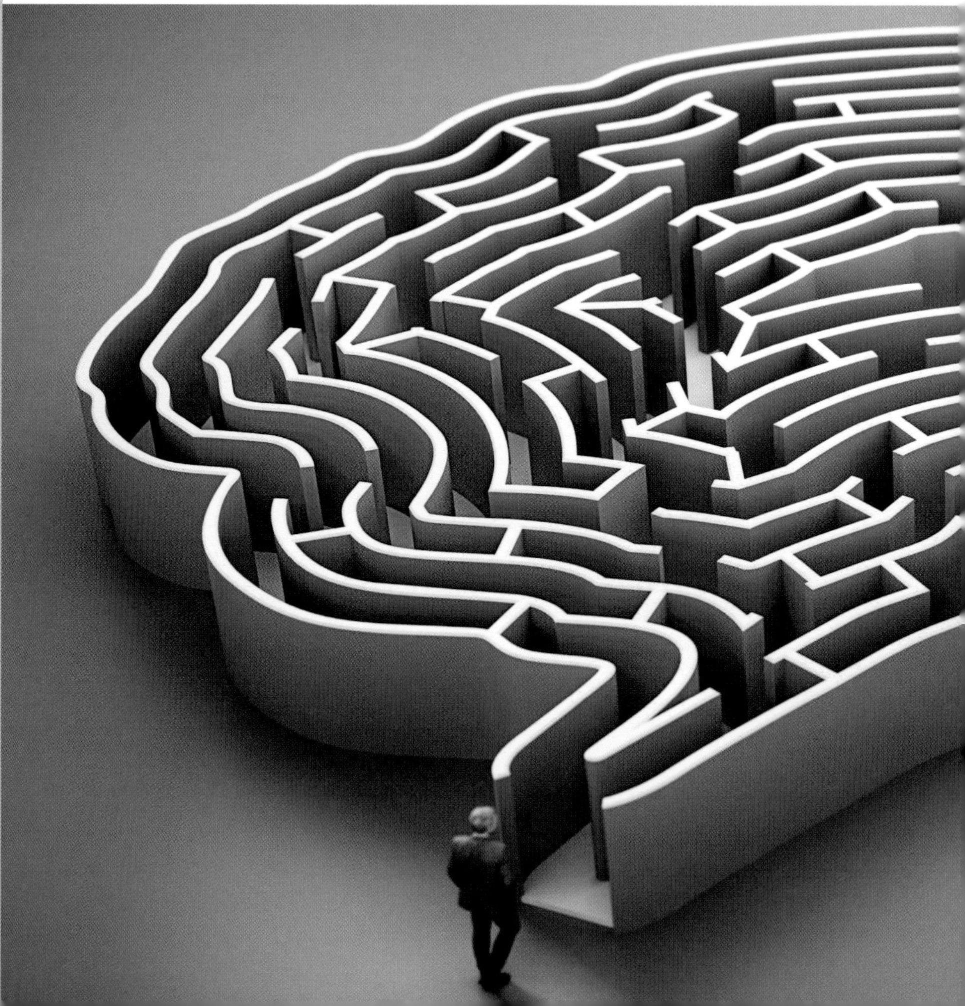

脳《のう》には，二《ふた》つの意思決定《いしけってい》モデルがあると考《かんが》えられています。一《ひと》つは，喜《よろこ》びなどの報酬《ほうしゅう》が実際《じっさい》に得《え》られた行動《こうどう》を強化《きょうか》する「習慣《しゅうかん》」，もう一《ひと》つは，どの行動《こうどう》が最《もっと》も多《おお》く報酬《ほうしゅう》が得《え》られるかを予測《よそく》・判断《はんだん》して行動選《こうどうせん》択《たく》する「目標志向《もくひょうしこう》」です。

近年《きんねん》の研究《けんきゅう》により，習慣《しゅうかん》は脳《のう》の奥《おく》深《ふか》くの大脳基底核《だいのうきていかく》で行《おこな》われ，目標志《もくひょうし》向《こう》は「前頭葉《ぜんとうよう》」とよばれる大脳新皮《だいのうしんひ》質《しつ》で行《おこな》われていることがわかってきました。

たとえば，「自分《じぶん》の住《す》んでいる街《まち》でおいしい料理《りょうり》を提供《ていきょう》する店《みせ》を開拓《かいたく》しよう」というのも，目標志向《もくひょうしこう》の一《ひと》つです。このとき，脳《のう》は“脳内地図《のうないちず》”（下《した》の囲《かこ》み）を利用《りよう》して，「そういえば裏通《うらどお》りに，新規《しんき》オープンのレストランがあったな」などとさがしに行《い》きます。過去《かこ》の成功体験《せいこうたいけん》だけではなく，自分《じぶん》の仮説《かせつ》にもとづいて行動《こうどう》を選択《せんたく》するのが，目標志向《もくひょうしこう》という脳《のう》のはたらきです。

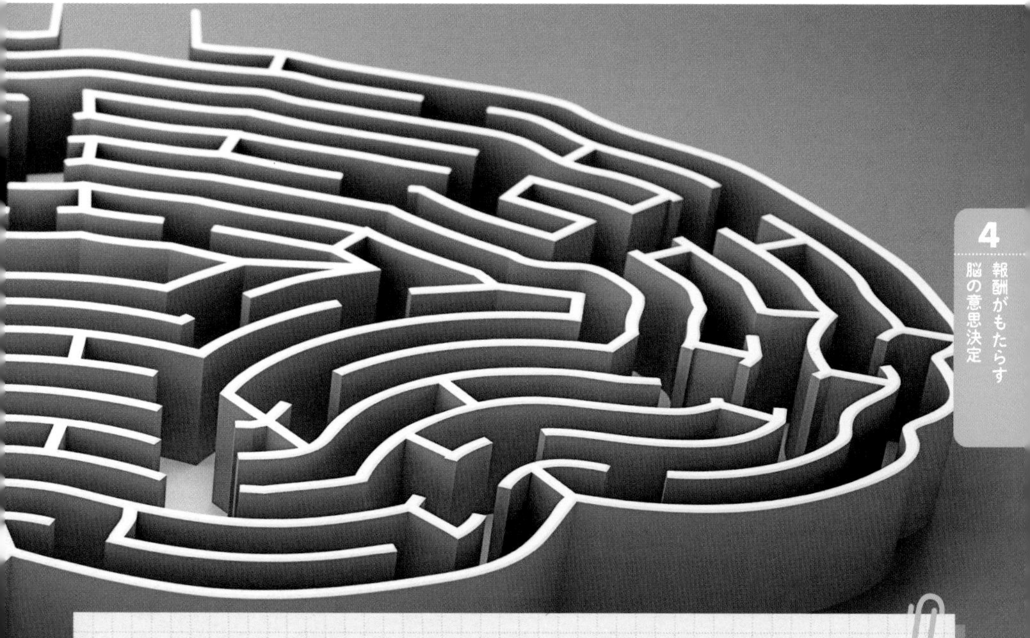

“脳内地図《のうないちず》”の発見《はっけん》で，2014年《ねん》のノーベル医学《いがく》・生理学賞《せいりがくしょう》を受賞《じゅしょう》

2014年《ねん》，イギリスのロンドン大学《だいがく》ユニバーシティカレッジのジョン・オキーフ博士《はくし》，ノルウェー科学技術大学《かがくぎじゅつだいがく》のモーザー博士夫妻《はくしふさい》は，空間《くうかん》を把握《はあく》する脳《のう》のメカニズム（脳内地《のうないち》図《ず》）を発見《はっけん》したことによって，ノーベル医学《いがく》・生理学賞《せいりがくしょう》を受賞《じゅしょう》しました。

オキーフ博士《はくし》は，ラットの脳《のう》の中《なか》で，特定《とくてい》の場所《ばしょ》に来《き》たときに活性化《かっせいか》する細胞《さいぼう》を発見《はっけん》し，「場所細胞《ばしょさいぼう》」と名《な》づけました。モーザー夫妻《ふさい》は，場所細胞《ばしょさいぼう》が活性化《かっせいか》する理由《りゆう》を突《つ》き止《と》めました。そして，脳《のう》の空間把握《くうかんはあく》のしくみ（脳内地図《のうないちず》）が明《あき》らかにされたのです。

意思決定《いしけってい》に大《おお》きな影響《えいきょう》をあたえる「ドーパミン」

意欲《いよく》や行動《こうどう》に影響《えいきょう》するドーパミン

発達障害《はったつしょうがい》の一《ひと》つであるADHD※の人《ひと》の中《なか》には，ドーパミン受容体《じゅようたい》のうちD1受容体《じゅようたい》が減少《げんしょう》し，報酬欠乏症候群《ほうしゅうけつぼうしょうこうぐん》という無気力状態《むきりょくじょうたい》におちいる人《ひと》もいます。また，D2受容体《じゅようたい》が少《すく》なくなると，薬物《やくぶつ》やアルコールの使用《しよう》がおさえられずに依存症《いぞんしょう》になったり，カロリーの過剰摂取《かじょうせっしゅ》を止《と》められずに肥《ひ》満状態《まんじょうたい》になったりすることがわかっています。

※：注意欠如多動症。不注意や多動がみられ，複数の作業を並行してこなすのが苦手という特徴があります。

ここで，意思決定《いしけってい》に関《かん》する興味《きょうみ》深《ぶか》い研究《けんきゅう》を紹介《しょうかい》しましょう。ある研究者《けんきゅうしゃ》が，動物《どうぶつ》がレバーを押《お》すことでエサが出《で》るというしくみを使《つか》った実験《じっけん》を行《おこな》いました。

この実験《じっけん》では，エサに動物《どうぶつ》が嫌《いや》がるにおいを組《く》み合《あ》わせるなどで，報《ほう》酬《しゅう》であるエサの価値《かち》をわざと下《さ》げました。すると，レバーを押《お》すことでエサが出《で》ることを訓練《くんれん》された（強化《きょうか》学習《がくしゅう》された）動物《どうぶつ》は，エサの価値《かち》が下《さ》がったことに敏感《びんかん》に反応《はんのう》しました。

ところが，神経伝達物質《しんけいでんたつぶっしつ》であるドーパミンの機能《きのう》を抑制《よくせい》した動物《どうぶつ》の場《ば》合《あい》，報酬《ほうしゅう》の価値《かち》が下《さ》がっても同《おな》じエサをくりかえし選《えら》ぶ傾向《けいこう》がありました。**つまり，ドーパミンが意思決定《いしけってい》に大《おお》きな影響《えいきょう》をあたえていたのです。**

ドーパミンは，大脳基底核《だいのうきていかく》の線条《せんじょう》体《たい》に大量《たいりょう》に存在《そんざい》する「ドーパミン受《じゅ》容体《ようたい》」を介《かい》して作用《さよう》します。そのうちのD1受容体《じゅようたい》は行動《こうどう》をうながし，D2受容体《じゅようたい》は抑制《よくせい》する情報《じょうほう》を伝《つた》える役目《やくめ》をになうとされています。

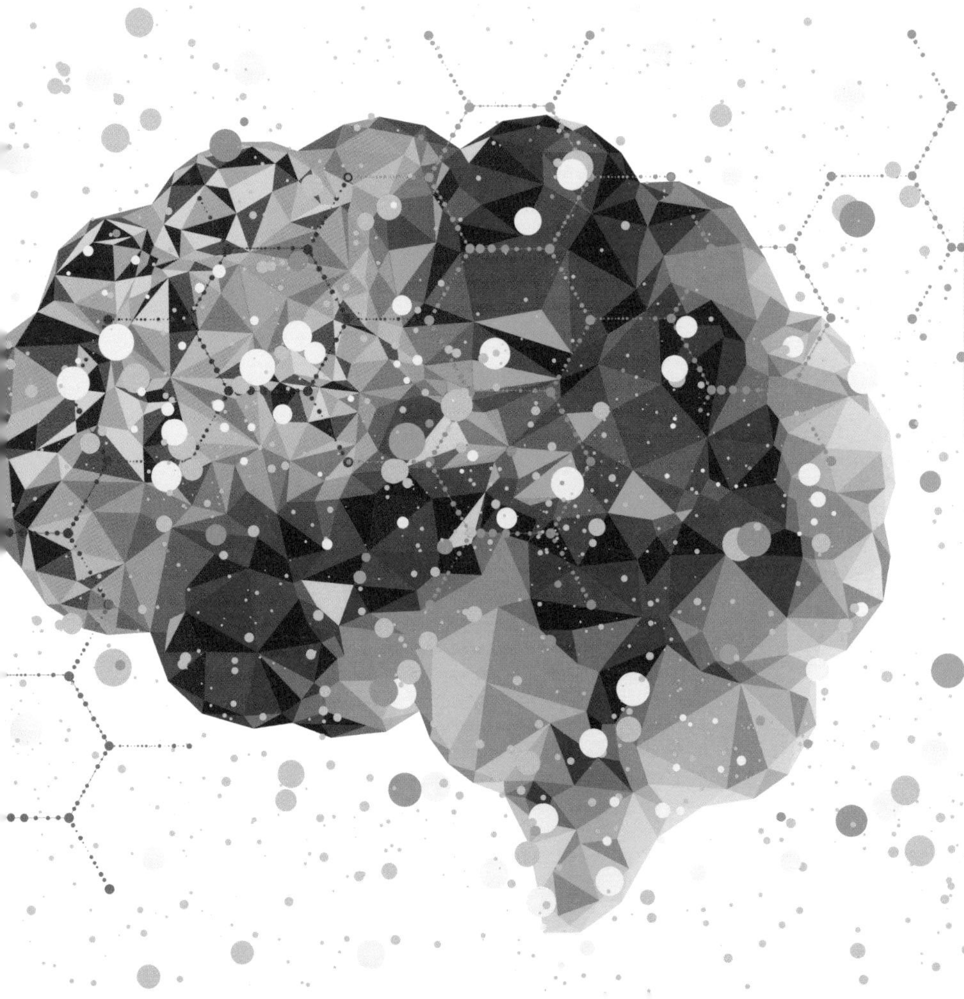

脳《のう》でおきている「報酬効果《ほうしゅうこうか》」のしくみ

ドーパミンの抑制《よくせい》をさまたげる「オピオイド」

ドーパミンニューロンと抑制性《よくせいせい》ニューロンは腹側被蓋野《ふくそくひがいや》に，ニューロン間《かん》で情報《じょうほう》のやりとりをするシナプスは側坐核《そくざかく》に存在《そんざい》します。抑制性《よくせいせい》ニューロンの表面《ひょうめん》には，本来《ほんらい》は複数《ふくすう》の種類《しゅるい》の受容体《じゅようたい》がありますが，ここではオピオイド受容体《じゅようたい》だけをえがいています。

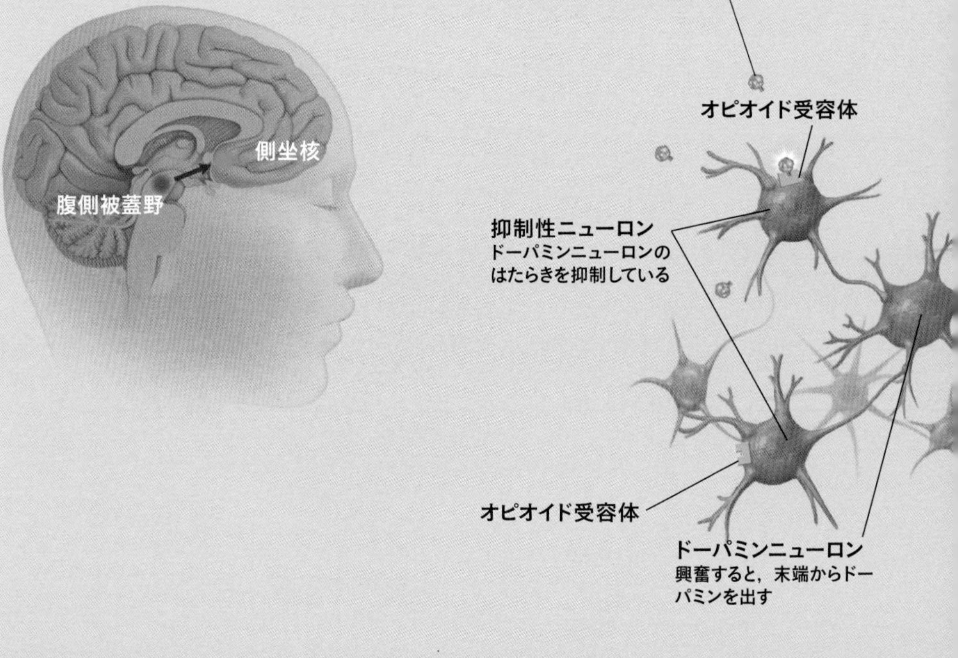

人《にん》間《げん》の快楽《かいらく》（喜《よろこ》び）にかかわるドーパミンニューロンは，「腹《ふく》側《そく》被《ひ》蓋《がい》野《や》」から「側《そく》坐《ざ》核《かく》」を結《むす》ぶように存在《そんざい》しています。18ページで紹《しょう》介《かい》した，「報酬系《ほうしゅうけい》」とよばれる神経《しんけい》回路《かいろ》です。

一方《いっぽう》，ランナーズハイのような気《き》持《も》ちのよさは，別《べつ》のしくみで引《ひ》きおこされます。通常《つうじょう》，ドーパミンニューロンには「抑制性《よくせいせい》ニューロン」がくっついていて，ドーパミンの出《で》すぎが抑制《よくせい》されています。

抑制性《よくせいせい》ニューロンの表面《ひょうめん》には，さまざまな物質《ぶっしつ》を受《う》け取《と》る受容体《じゅようたい》があります。はげしい痛《いた》みを感《かん》じると，脳《のう》内《ない》で「オピオイド」という物質《ぶっしつ》がつくられ，抑制性《よくせいせい》ニューロンの表面《ひょうめん》にある「オピオイド受容体《じゅようたい》」に結合《けつごう》します。**オピオイドは「脳内《のうない》モルヒネ」ともよばれ，抑制性《よくせいせい》ニューロンのはたらきをさまたげます。**

その結果《けっか》，抑制性《よくせいせい》ニューロンがはずれてドーパミンが多《おお》く出《で》るようになり，気持《きも》ちよさがもたらされます。

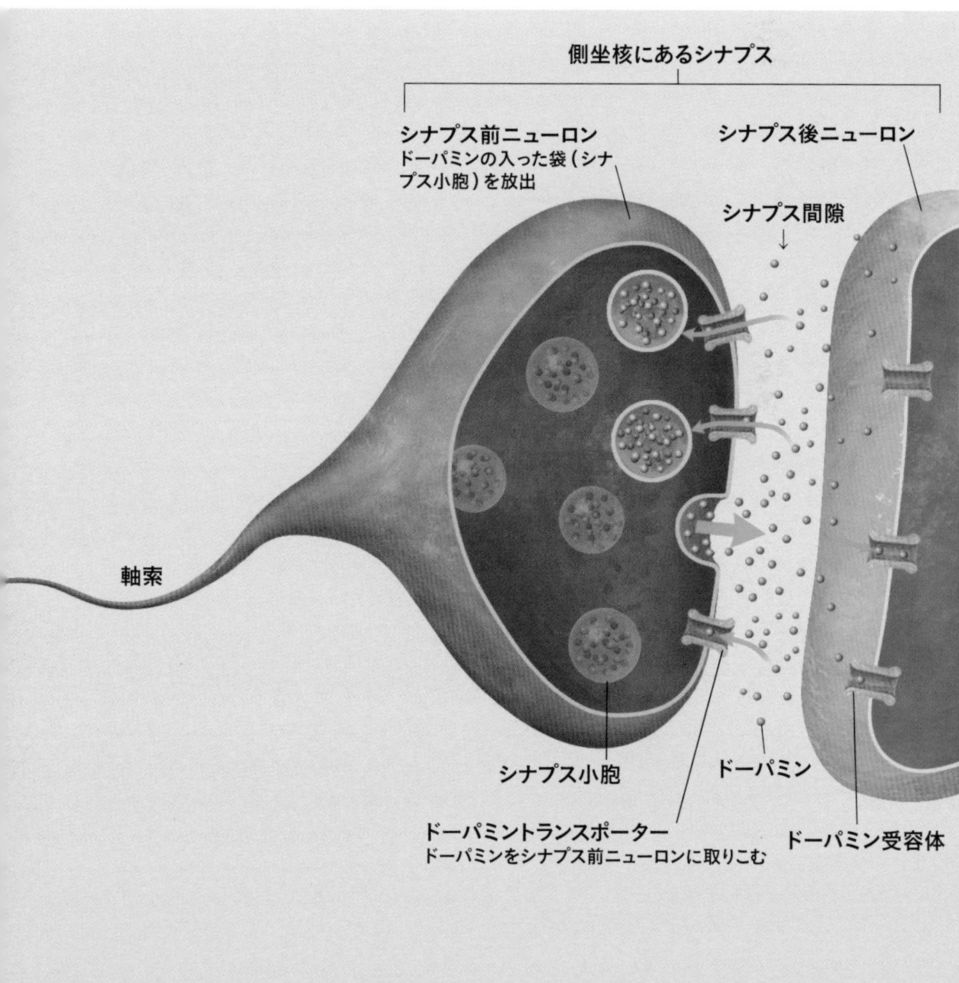

予想外《よそうがい》の報酬《ほうしゅう》があると，ドーパミンが多《おお》く出《で》る

ヒトがある行動《こうどう》の選択《せんたく》をするために，ドーパミンは非《ひ》常《じょう》に大《おお》きな役割《やくわり》を果《は》たしています。

習慣《しゅうかん》による行動《こうどう》の選択《せんたく》（82ページ）は，大脳基底核《だいのうきていかく》で学習《がくしゅう》・形成《けいせい》されると考《かんが》えられています。このとき，大脳基底核《だいのうきていかく》でのドーパミンの放出量《ほうしゅつりょう》が，学習《がくしゅう》の強《つよ》さを決《き》めると考《かんが》えられています。

ドーパミンの放出量《ほうしゅつりょう》は，得《え》られた報酬量《ほうしゅうりょう》に比例《ひれい》してふえるのではなく，行動《こうどう》する前《まえ》に予測《よそく》していた報酬《ほうしゅう》と結果的《けっかてき》に得《え》られた報酬《ほうしゅう》との差分《さぶん》で決《き》まります。たとえば，お年玉《としだま》を毎年《まいとし》1万円《まんえん》くれるAさんと，毎年《まいとし》5000円《えん》くれるBさんがいるとします。ある年《とし》，Aさんのお年《とし》玉《だま》は例年《れいねん》どおり1万円《まんえん》でしたが，Bさんも1万円《まんえん》でした。Bさんからのお年玉《としだま》は，予測《よそく》していた金額《きんがく》よりも5000円多《えんおお》かったのです。これを報酬予測誤差《ほうしゅうよそくごさ》といいます。

この例《れい》の場合《ばあい》，Aさんからの報《ほう》酬《しゅう》予測誤差《よそくごさ》は0円《えん》ですので，Aさんのお年玉《としだま》ではドーパミンはあまり出《で》ません。**しかし，Bさんからの報酬《ほうしゅう》予測誤差《よそくごさ》は5000円《えん》になるので，ドーパミンが大量《たいりょう》に放出《ほうしゅつ》されます。このしくみが学習《がくしゅう》への意《い》欲《よく》や行動《こうどう》，そして感情《かんじょう》にまで影響《えいきょう》するようになるのです。**

報酬《ほうしゅう》予測誤差《よそくごさ》を利用《りよう》した機械《きかい》の強化学習《きょうかがくしゅう》

コンピューター科学者《かがくしゃ》のリチャード・サットンとアンドリュー・バルトーは，報酬《ほうしゅう》の期待《きたい》をもとに計《けい》算《さん》された報酬予測誤差《ほうしゅうよそくごさ》を強化学《きょうかがく》習《しゅう》の信号《しんごう》としてとらえ，機械《きかい》に強《きょう》化学習《かがくしゅう》を行《おこな》わせていました。報酬《ほうしゅう》予測誤差《よそくごさ》を強化学習《きょうかがくしゅう》の信号《しんごう》として使《つか》う利点《りてん》は，報酬《ほうしゅう》が変動《へんどう》しやすい環境《かんきょう》でも効率的《こうりつてき》に学習《がくしゅう》を強化《きょうか》することにあります。

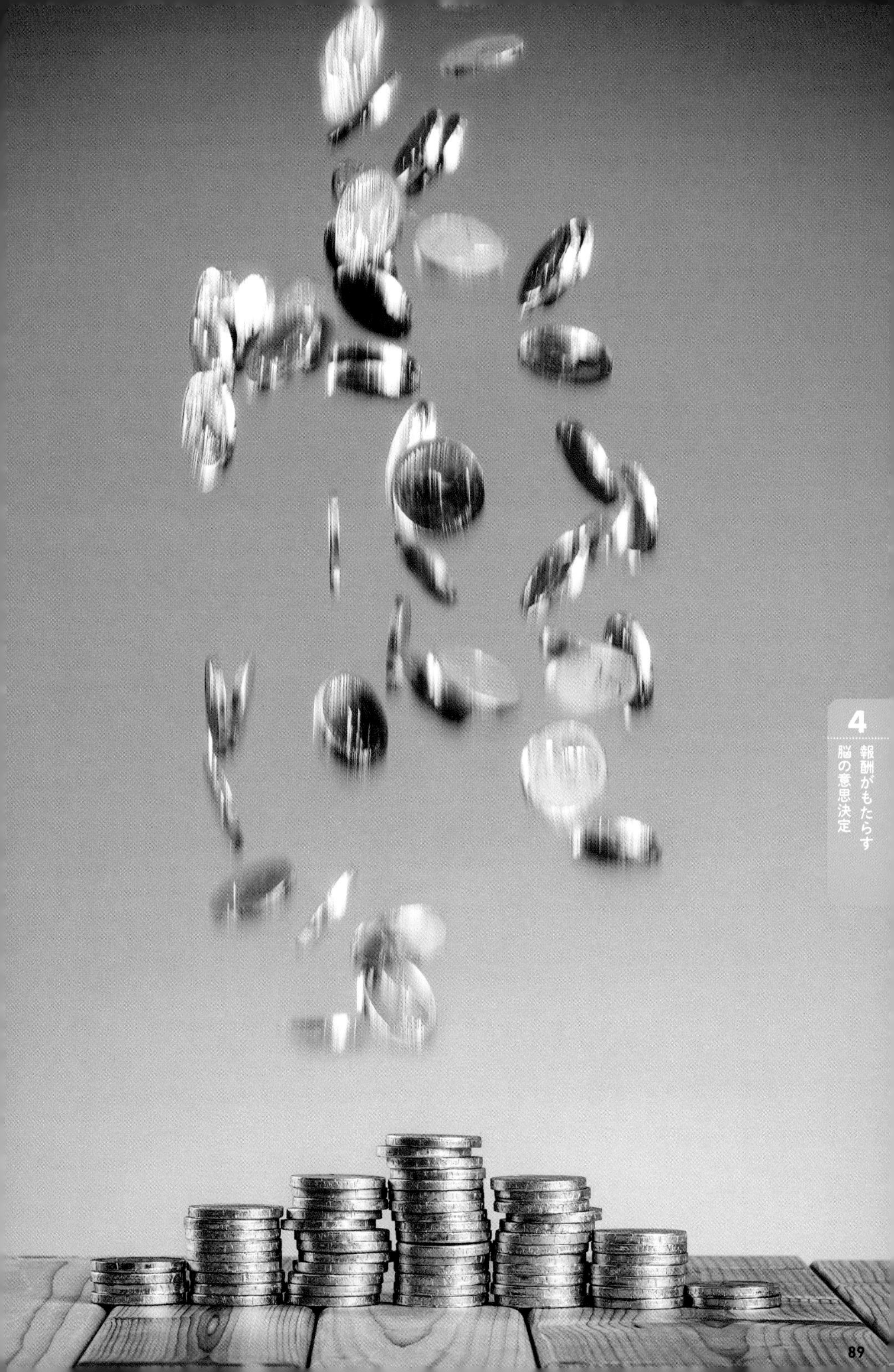

リスクを計算《けいさん》し，報酬《ほうしゅう》を見積《みつ》もる脳《のう》

苦労《くろう》して得《え》たもののほうがより価値《かち》が高《たか》いと考《かんが》える脳《のう》

勉強《べんきょう》や仕事《しごと》でも苦労《くろう》をして実際《じっさい》に実績《じっせき》として返《かえ》ってきたものには，さらに道《みち》をきわめようという意欲《いよく》が高《たか》まります。しかし，偶然《ぐうぜん》が重《かさ》なって，たいした努力《どりょく》もしないで成果《せいか》が上《あ》がったものに対《たい》しては，学習《がくしゅう》への意欲《いよく》が下《さ》がることもあります。

利益

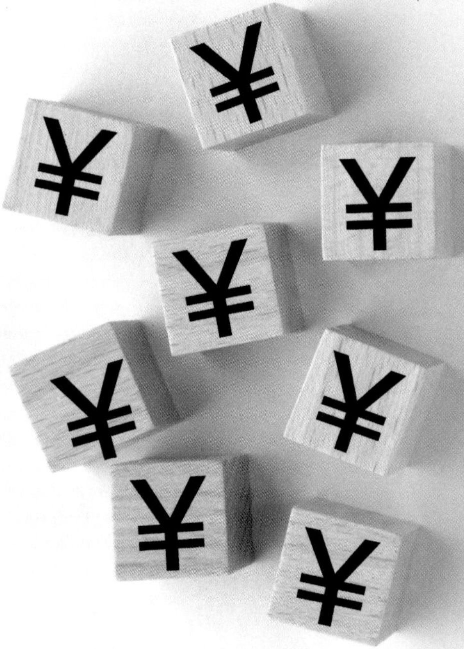

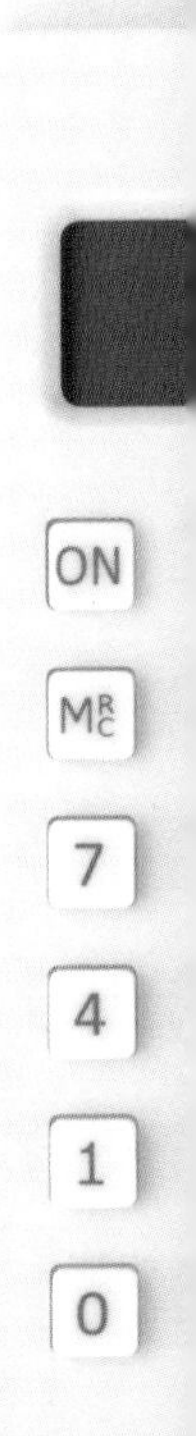

新《あたら》しい報酬《ほうしゅう》を得《え》ようとするとき，脳《のう》はまずリスクを計算《けいさん》して，どれくらいの報酬《ほうしゅう》が得《え》られるのかを見積《みつ》もります。こうした計算《けいさん》にも，ドーパミンのはたらきが関係《かんけい》します。

計算《けいさん》には，喜《よろこ》びなどのポジティブな報酬《ほうしゅう》の計算《けいさん》と，努力《どりょく》や苦労《くろう》といったネガティブなコストの計算《けいさん》があります。**この二《ふた》つの計算《けいさん》を統合《とうごう》してドーパミンの放出量《ほうしゅつりょう》が決《き》まり，そのときの習慣行動《しゅうかんこうどう》の学習《がくしゅう》の強《つよ》さが決《き》まります。**

得《え》られる報酬《ほうしゅう》よりも支払《しはら》うコストが高《たか》ければ，損失《そんしつ》のほうが大《おお》きくなります。当然《とうぜん》のことながら行動《こうどう》をすることの期待値《きたいち》は下《さ》がり，報酬《ほうしゅう》予測《よそく》も減《へ》ります。

ところが，こうした状態《じょうたい》で予測以《よそくい》上《じょう》の報酬《ほうしゅう》があたえられた場合《ばあい》，ドーパミンはたくさん放出《ほうしゅつ》されます。**これは，努力《どりょく》をしてつらい思《おも》いをしたほうが報酬《ほうしゅう》予測誤差《よそくごさ》が大《おお》きくなり，より学習《がくしゅう》への意欲《いよく》が高《たか》まることをあらわしています。**

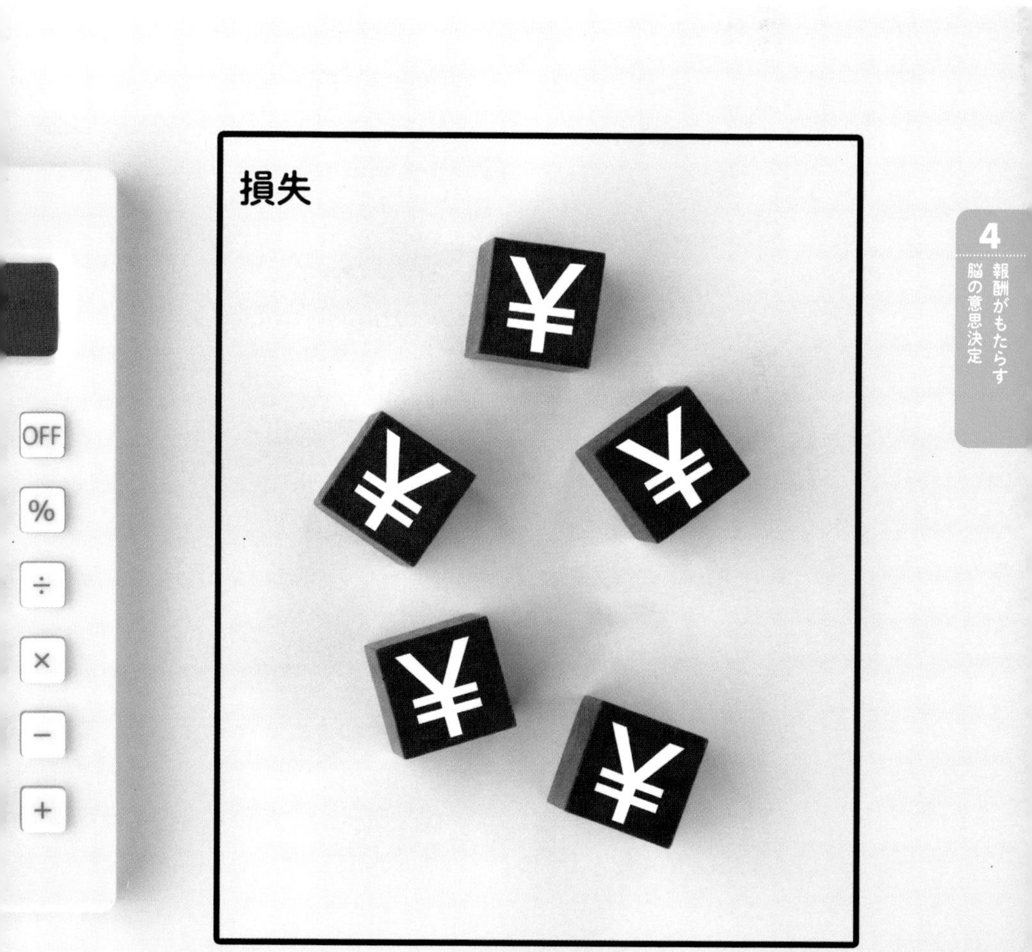

学習《がくしゅう》の効率《こうりつ》は感情《かんじょう》で左右《さゆう》される

心理的安全性《しんりてきあんぜんせい》とパフォーマンス

近年《きんねん》，心理的安全性《しんりてきあんぜんせい》が組織経営《そしきけいえい》で注目《ちゅうもく》されています。

対人関係《たいじんかんけい》の不安《ふあん》によって，従業員《じゅうぎょういん》の学習《がくしゅう》が阻害《そがい》されて，組織《そしき》そのもののパフォーマンスが下《さ》がっていくという現象《げんしょう》が，数々《かずかず》の研究《けんきゅう》によって明《あき》らかにされています。脳神経科学《のうしんけいかがく》の観点《かんてん》からも，学習効率《がくしゅうこうりつ》が人間《にんげん》の感情《かんじょう》で左右《さゆう》されるのであれば，はたらく人《ひと》の心理的安全性《しんりてきあんぜんせい》が確保《かくほ》されていることが，最《もっと》もパフォーマンスを上《あ》げる環境《かんきょう》になると考《かんが》えられます。

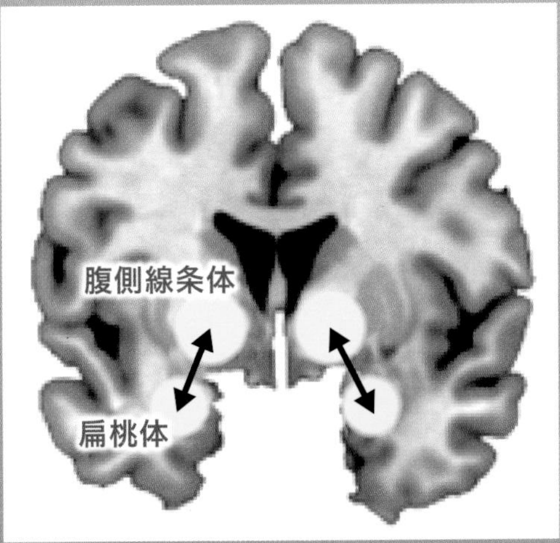

参考文献：Watanabe N, et al. Ventromedial prefrontal cortex contributes to performance success by controlling reward-driven arousal representation in amygdala. Neuroimage. 2019; 202: 116136.

私《わたし》たちが学習《がくしゅう》を行《おこな》うとき，学習《がくしゅう》とは直接関係《ちょくせつかんけい》のない要素《ようそ》が学《がく》習《しゅう》レベルに影響《えいきょう》することもあります。

玉川大学《たまがわだいがく》の研究《けんきゅう》チームは，学習《がくしゅう》の脳内《のうない》メカニズムを理解《りかい》するために「情動《じょうどう》と学習《がくしゅう》の関係《かんけい》」に着目《ちゃくもく》し，次《つぎ》の実験《じっけん》を行《おこな》いました。

たとえば，仕事《しごと》や勉強《べんきょう》に取《と》りかかる前《まえ》（得《え》られる報酬《ほうしゅう》を予測《よそく》する前《まえ》）に恐怖《きょうふ》表情《ひょうじょう》を見《み》せ，学習《がくしゅう》とは無関係《むかんけい》の感情《かんじょう》を引《ひ》きおこす「しかけ」をしました。すると，学習《がくしゅう》の速度《そくど》が何《なに》もしていない状態《じょうたい》よりも高《たか》くなったのです。この原因《げんいん》を数理《すうり》モデルで論理《ろんり》的《てき》に分析《ぶんせき》したところ，報酬《ほうしゅう》予測《よそく》誤差《ごさ》を調節《ちょうせつ》する「学習率《がくしゅうりつ》」がふえることで，学習《がくしゅう》の速度《そくど》が上《あ》がったのだとわかりました。

fMRI※を用《もち》いた分析《ぶんせき》では，感情《かんじょう》をつかさどる扁桃体《へんとうたい》は，報酬《ほうしゅう》予測《よそく》誤差《ごさ》情報《じょうほう》をもった線条体《せんじょうたい》と強《つよ》く結《むす》びついています。**このため感情《かんじょう》がゆさぶられると，線条体《せんじょうたい》での報酬《ほうしゅう》予測《よそく》誤差《ごさ》情報《じょうほう》がふえることがわかりました。**

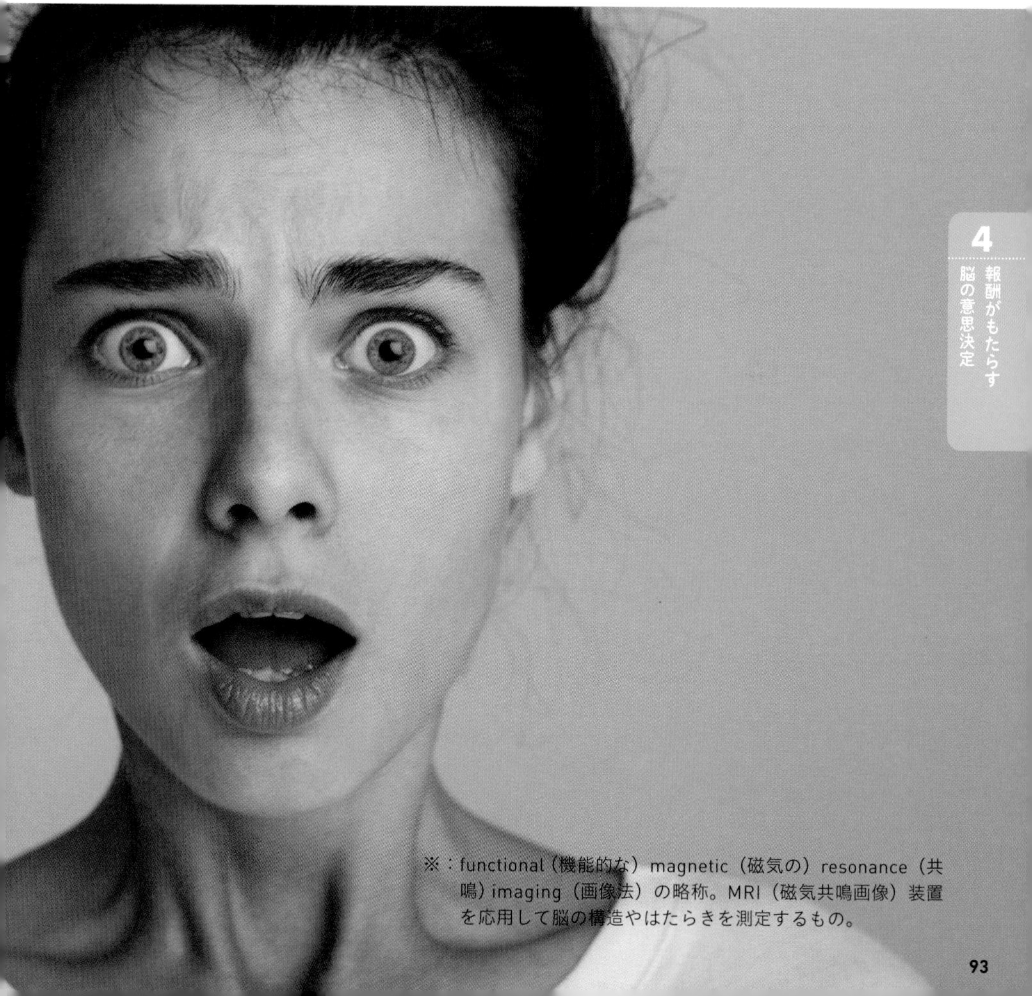

※：functional（機能的な）magnetic（磁気の）resonance（共鳴）imaging（画像法）の略称。MRI（磁気共鳴画像）装置を応用して脳の構造やはたらきを測定するもの。

自分《じぶん》で決《き》めた感覚《かんかく》
があると，
脳《のう》は前向《まえむ》きに！

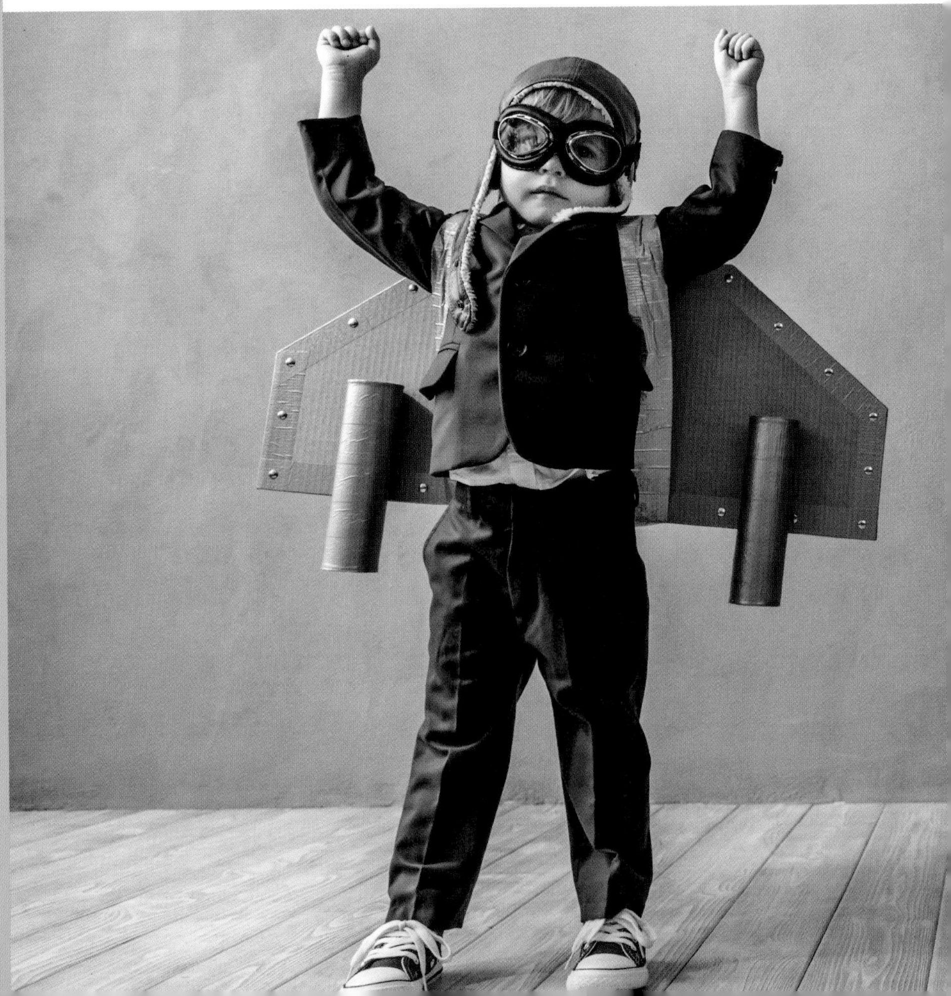

動機《どうき》づけには，自分《じぶん》から進《すす》んで行動《こうどう》する「内発的動機《ないはつてきどうき》づけ」と，報酬《ほうしゅう》などにつられて行動《こうどう》する「外発的動機《がいはつてきどうき》づけ」があります。

一般的《いっぱんてき》に，内発的動機《ないはつてきどうき》づけのほうが，すぐれた動機《どうき》づけであると考《かんが》えられています。また，報酬《ほうしゅう》が約束《やくそく》されると，行動《こうどう》を自分《じぶん》で決《き》めているという「自己決定感《じこけっていかん》」が失《うしな》われ，内発的《ないはつてき》動機《どうき》づけが低下《ていか》するという仮説《かせつ》があります。これを「アンダーマイニング効果《こうか》」といいます。

玉川大学《たまがわだいがく》では，自己決定感《じこけっていかん》がある条件《じょうけん》とない条件《じょうけん》で，脳内《のうない》の活動《かつどう》の変化《へんか》をみる実験《じっけん》を行《おこな》いました。実験《じっけん》の結果《けっか》，参加者《さんかしゃ》の9割《わり》が，自己決定感《じこけっていかん》がある条件《じょうけん》のほうが積極的《せっきょくてき》に実験《じっけん》に取《と》り組《く》めたと回答《かいとう》しました。**さらに，自《じ》己決定感《こけっていかん》がある条件《じょうけん》でのみ，実験《じっけん》で失敗《しっぱい》しても，自分《じぶん》の行動評価《こうどうひょうか》に関係《かんけい》するとされる内側前頭前野《ないそくぜんとうぜんや》の活動《かつどう》は低下《ていか》しませんでした**。自己決定感《じこけっていかん》があることで，失敗《しっぱい》を前向《まえむ》きにとらえることができると考《かんが》えられるのです。

自己決定感《じこけっていかん》があっても線条体《せんじょうたい》は失敗《しっぱい》すると活動《かつどう》が低下《ていか》する

実験《じっけん》の結果《けっか》，線条体《せんじょうたい》は自己決定感《じこけっていかん》があっても，失敗《しっぱい》すると活動《かつどう》が低下《ていか》しました。線条体《せんじょうたい》はドーパミンの受容体《じゅようたい》が最《もっと》も多《おお》い大脳基底核《だいのうきていかく》にあり，習慣的《しゅうかんてき》な行動《こうどう》の司令塔《しれいとう》です。失敗《しっぱい》によって線条体《せんじょうたい》の活動《かつどう》が低下《ていか》したのは，習慣化《しゅうかんか》した行動《こうどう》をくりかえさないための措置《そち》なのかもしれません。一方《いっぽう》で目標志向《もくひょうしこう》の行動選択《こうどうせんたく》の司令塔《しれいとう》である内側前頭前野《ないそくぜんとうぜんや》の活動《かつどう》は低下《ていか》しないことが，実験《じっけん》によって明《あき》らかになっています。

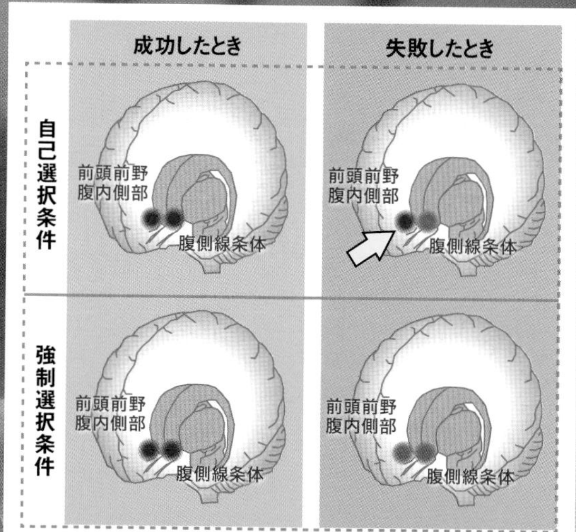

赤：活動は低下しない
青：活動が低下

参考文献：Murayama K, et al. How self-determined choice facilitates performance: a key role of the ventromedial prefrontal cortex. Cereb Cortex. 2015; 25: 1241-1251.

モチベーションが上《あ》がるほめ方《かた》とは

報酬《ほうしゅう》が目《め》あての外発的動機《がいはつてきどうき》づけより，興味《きょうみ》をもって自発的《じはつてき》に学《まな》ぶ内発的動機《ないはつてきどうき》づけのほうがよいという意見《いけん》に，異論《いろん》は少《すく》ないでしょう。しかし，アメとムチによる外発的動機《がいはつてきどうき》づけは，企業《きぎょう》の賃金《ちんぎん》システムから刑罰《けいばつ》まで，社会《しゃかい》の至《いた》るところで幅広《はばひろ》く用《もち》いられています。

アメとムチのどちらが有効《ゆうこう》かについては，1925年《ねん》に発表《はっぴょう》された以下《いか》の研究《けんきゅう》が知《し》られています。

アメリカの心理学者《しんりがくしゃ》エリザベス・ハーロック（1898～1988）は，9～11歳《さい》の約《やく》80人《にん》の子供《こども》を3グループに分《わ》けてテストを行《おこな》いました。答案《とうあん》を返却《へんきゃく》する際《さい》，最初《さいしょ》のグループは「よくできた」とほめ，次《つぎ》のグループは「成績《せいせき》が悪《わる》い」としかり，最後《さいご》のグループには何《なに》もいいませんでした。

すると，初回《しょかい》は3グループの成績《せいせき》がほぼ同《おな》じでしたが，2回目《かいめ》はほめたグループとしかったグループで成績《せいせき》が上《あ》がりました。ところが，ほめたグループは3回目以降《かいめいこう》も成績《せいせき》が向上《こうじょう》したのに対《たい》して，しかったグループの成績《せいせき》は停滞《ていたい》してしまいました。**この結果《けっか》から，アメとムチではアメ（ほめること）のほうが効果《こうか》が大《おお》きいといえます。**

最近《さいきん》は「ほめてのばす」といった手法《しゅほう》が好《この》まれるようになり，そのようなハウツー本《ぼん》も人気《にんき》です。たしかに，ほめることは一般《いっぱん》にモチベーションを高《たか》めますが，ほめられることで対象者《たいしょうしゃ》がそれ以上《いじょう》の努力《どりょく》を放棄《ほうき》したり，ほめ言葉《ことば》が目的《もくてき》となって本来《ほんらい》あるべき方向性《ほうこうせい》を見失《みうしな》ったりするおそれがあると考《かんが》える研究者《けんきゅうしゃ》もいます。

ただやみくもにほめるのではなく，何《なに》がどのようによかったか具体的《ぐたいてき》に言及《げんきゅう》したり，能力《のうりょく》や努力《どりょく》をきちんと評価《ひょうか》したりすることが大切《たいせつ》です。また，高度《こうど》なスキルのエキスパートを養成《ようせい》する場合《ばあい》は，「ここが不十分《ふじゅうぶん》だ」といったきびしい言葉《ことば》がモチベーションを高《たか》めることもあるといいます。

「ほめる」と「しかる」，どちらが効果的《こうかてき》か

心理学者《しんりがくしゃ》ハーロックが行《おこな》った実験《じっけん》では，9〜11歳《さい》の子供《こども》たちに算数《さんすう》の試験《しけん》を受《う》けてもらいました。その試験《しけん》を返却《へんきゃく》する際《さい》，グループAはほめ，グループBはしかり，グループCには何《なに》もいいません。これを5回《かい》くりかえすと，グループAは点数《てんすう》がのびていきました。グループBは，2回目《かいめ》の試験《しけん》では点数《てんすう》がのびましたが，その後《ご》はのび悩《なや》みました。グループCはあまりのびませんでした。

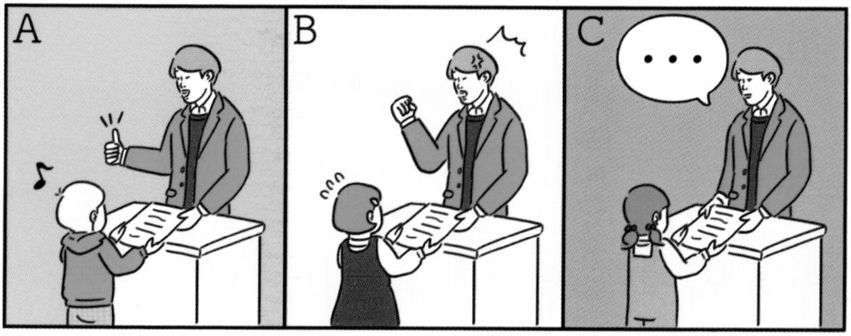

試験返却時《しけんへんきゃくじ》に，グループAはほめ，グループBはしかり，グループCには何《なに》もいいません。

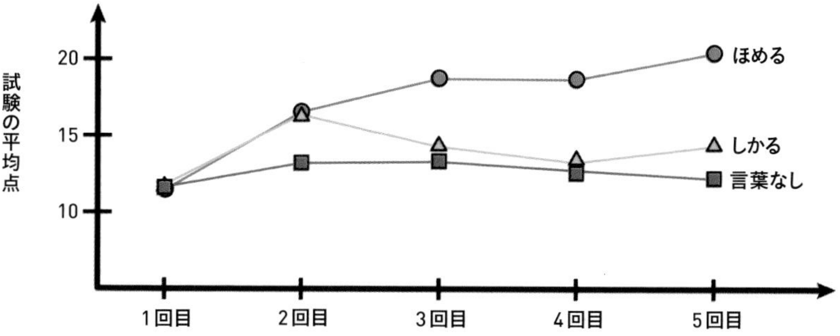

この実験《じっけん》を5回《かい》くりかえすと，グループAの成績《せいせき》は順調《じゅんちょう》にのびていった一方《いっぽう》で，グループBやグループCの成績《せいせき》はのび悩《なや》んでしまいました。

“ごほうび”が逆効果《ぎゃくこうか》になることも

では，もともとやる気《き》のある人《ひと》に報酬《ほうしゅう》をあたえると，どうなるでしょう？

アメリカの心理学者《しんりがくしゃ》エドワード・デシ（1942～）は，1971年《ねん》に次《つぎ》の実験《じっけん》の結果《けっか》を報告《ほうこく》しました。24人《にん》の参加者《さんかしゃ》を2グループに分《わ》けて，立体《りったい》パズルを組《く》み立《た》てる課題《かだい》に取《と》り組《く》んでもらいます。パズルに取《と》り組《く》むために30分《ぷん》の時間《じかん》をあたえ，8分間《ふんかん》の自由時間《じゆうじかん》をはさんでふたたびパズルのために30分《ぷん》をあたえます。このとき，自由《じゆう》時間《じかん》にはパズルをやってもやらなくてもよいとしました。

これを3日間《かかん》にわたってくりかえし，1日目《にちめ》は，ただパズルに取《と》り組《く》むよう両《りょう》グループに指示《しじ》します。2日目《かめ》はグループAにだけ，パズル一《ひと》つごとに1ドルの報酬《ほうしゅう》をあたえると告《つ》げます。3日目《かめ》はふたたび両《りょう》グループに，ただパズルをやるよう指示《しじ》します。デシは，参《さん》加者《かしゃ》たちが自由時間《じゆうじかん》にどのくらいパズルをやるかによってモチベーションの大《おお》きさがわかると考《かんが》え，その時間《じかん》を計測《けいそく》しました。

その結果《けっか》，自由時間《じゆうじかん》にパズルに取《と》り組《く》んだ時間《じかん》は，2日目《かめ》に報酬《ほうしゅう》を提示《ていじ》したグループAでは，1日《にち》目《め》より2日目《かめ》のほうが長《なが》くなりました。しかし3日目《かめ》に報酬《ほうしゅう》がなくなったことを伝《つた》えると，報酬《ほうしゅう》を提《てい》示《じ》する前《まえ》の1日目《にちめ》よりも時間《じかん》が短《みじか》くなってしまいました。

つまり，いったん報酬《ほうしゅう》をあたえられた参加者《さんかしゃ》たちは，そのあとで報酬《ほうしゅう》がもらえなくなると，当初《とうしょ》よりモチベーションが下《さ》がってしまったのです。この現象《げんしょう》が，95ページで言及《げんきゅう》した「アンダーマイニング効果《こうか》」です。

モチベーション研究《けんきゅう》では，報酬《ほうしゅう》に頼《たよ》ることのマイナス面《めん》が，ほかにもいろいろと示《しめ》されています。すでにある報酬《ほうしゅう》がなくなるとモチベーションが低下《ていか》するので，いったん設定《せってい》するとやめるのがむずかしいという問題《もんだい》もあります。

お金《かね》をあげたらやる気《き》が失《う》せた!?

心理学者《しんりがくしゃ》のデシは立体《りったい》パズルを使《つか》った実験《じっけん》で，報酬《ほうしゅう》とモチベーションの関係《かんけい》を調《しら》べ，報酬《ほうしゅう》に頼《たよ》ることのマイナス面《めん》を示《じめ》しました。その後《ご》のさまざまな研究《けんきゅう》で，金銭《きんせん》や物品《ぶっぴん》といった報酬《ほうしゅう》だけでなく，他者《たしゃ》の評価《ひょうか》や外部《がいぶ》からの監視《かんし》，締《し》め切《き》り期限《きげん》の設定《せってい》といった条件下《じょうけんか》においても，アンダーマイニング効果《こうか》が報告《ほうこく》されています。

1

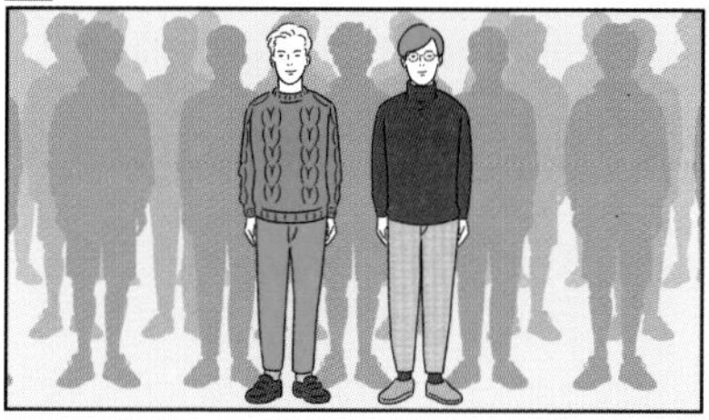

大学生《だいがくせい》24人《にん》を集《あつ》め，流行《りゅうこう》していた立体《りったい》パズルをやってもらいます。

2

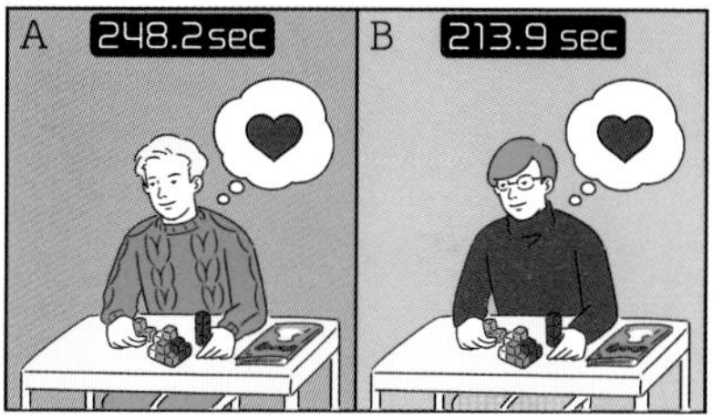

1日目《にちめ》は，自由時間《じゆうじかん》480秒《びょう》のうち，グループAとグループBはそれぞれ平均《へいきん》248.2秒《びょう》，213.9秒《びょう》パズルに取《と》り組《く》みました。

3

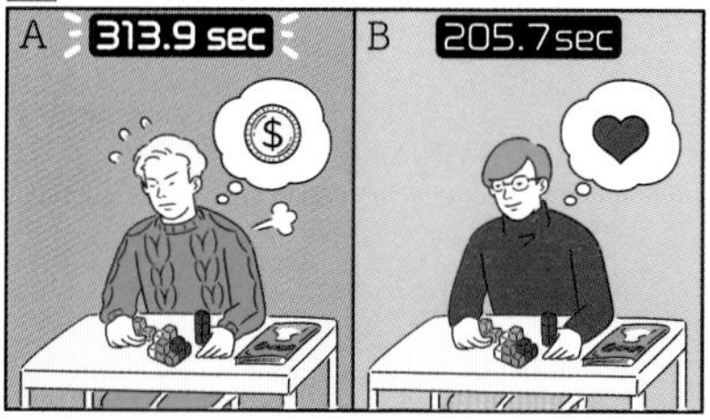

2日目《かめ》，グループAには「パズルが解《と》けるにつき1ドル報酬《ほうしゅう》をあたえる」と伝《つた》えます。すると，グループAとグループBはそれぞれ平均《へいきん》313.9秒《びょう》，205.7秒《びょう》パズルに取《と》り組《く》みました。

4

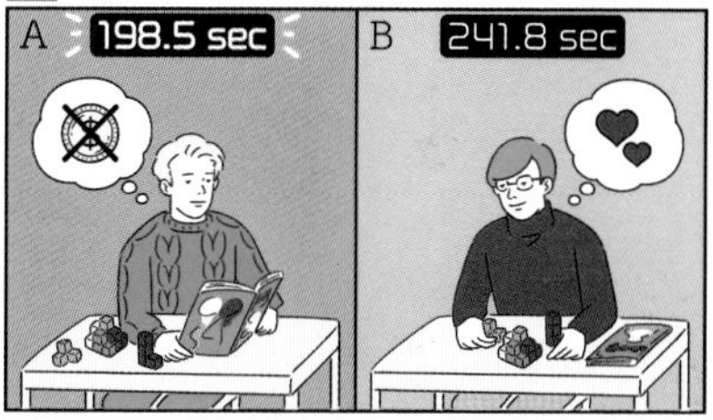

3日目《かめ》，グループAに「今日《きょう》は報酬《ほうしゅう》を用意《ようい》していない」と伝《つた》えます。すると，グループAとグループBはそれぞれ平均《へいきん》198.5秒《びょう》，241.8秒《びょう》パズルに取《と》り組《く》みました。

5

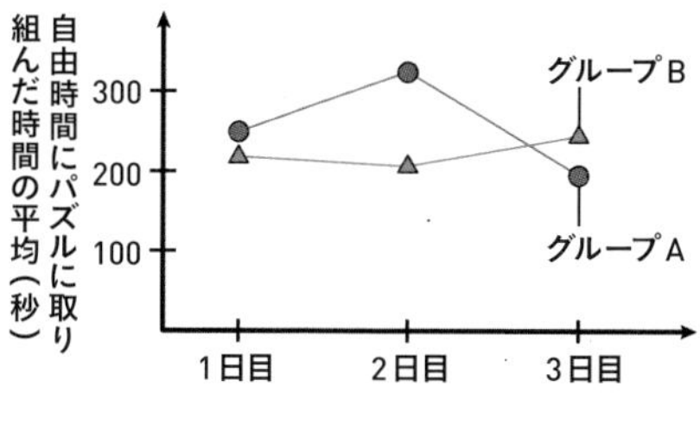

グループAは，報酬《ほうしゅう》がもらえる2日目《かめ》にはやる気《き》が高《たか》まったが，もらえなくなった3日目《かめ》にはやる気《き》が下《さ》がりました。グループBは，3日目《かめ》にやる気《き》が高《たか》まりました。

コーヒーブレイク

COFFEE BREAK

やり抜《ぬ》く人《ひと》の脳《のう》，挫折《ざせつ》する人《ひと》の脳《のう》

ある目標《もくひょう》を達成《たっせい》するためには，その目標《もくひょう》を達成《たっせい》するために「やり抜《ぬ》く力《ちから》」が必要《ひつよう》になります。**やり抜《ぬ》く力《ちから》がある人《ひと》の脳《のう》の構造《こうぞう》にちがいがあることが，脳画像《のうがぞう》からわかってきました。**

科学技術振興機構《かがくぎじゅつしんこうきこう》の研究《けんきゅう》チームは，数十分程度《すうじゅっぷんていど》で解答《かいとう》が出《で》るパズルを短期目標達成《たんきもくひょうたっせい》の課題《かだい》として実施《じっし》し，そのときに脳《のう》のどの部分《ぶぶん》が反応《はんのう》するのかをMRI（磁気共鳴画像《じききょうめいがぞう》）の画像《がぞう》で分析《ぶんせき》する実験《じっけん》を行《おこな》いました。

実験協力者《じっけんきょうりょくしゃ》は65人《にん》で，最後《さいご》までやり抜《ぬ》いて課題《かだい》を解《と》いたのはそのうち34人《にん》でした。そして，課題《かだい》をやり抜《ぬ》いた人《ひと》と途中《とちゅう》であきらめた人《ひと》の脳《のう》を測定《そくてい》したところ，前頭葉《ぜんとうよう》の先端部分《せんたんぶぶん》にある「前頭極《ぜんとうきょく》」の灰白質《かいはくしつ》の体積《たいせき》と，そのかたわらにある白質《はくしつ》の「拡散異方性《かくさんいほうせい》」に差《さ》があることがわかりました。

前頭極《ぜんとうきょく》は，目標志向《もくひょうしこう》の行動《こうどう》を選択《せんたく》したり，社会性《しゃかいせい》にかかわる行動《こうどう》を判断《はんだん》したりする，進化的《しんかてき》に新《あたら》しい脳《のう》の部位《ぶい》です。拡散異方性《かくさんいほうせい》とは，灰白質《かいはくしつ》からのびているニューロンどうしの“つながりぐあい”をあらわしたものです。拡散異方性《かくさんいほうせい》が高《たか》いほど多《おお》くのニューロンとつながっていて，情報処理能力《じょうほうしょりのうりょく》が高《たか》いことを示《しめ》します。

なお，この研究《けんきゅう》では「やり抜《ぬ》く力《ちから》が低《ひく》い」と予測《よそく》された人《ひと》であっても，目標《もくひょう》を細分化《さいぶんか》して小《ちい》さい目標《もくひょう》ごとに達成感《たっせいかん》が得《え》られる学習《がくしゅう》プログラムを用《もち》いると，最後《さいご》までやり抜《ぬ》くことができました。なかなか目標《もくひょう》が達成《たっせい》できなかったり，途中《とちゅう》で投《な》げだしてしまったりする人《ひと》は，達成《たっせい》したい目標《もくひょう》を細分化《さいぶんか》するとよさそうです。

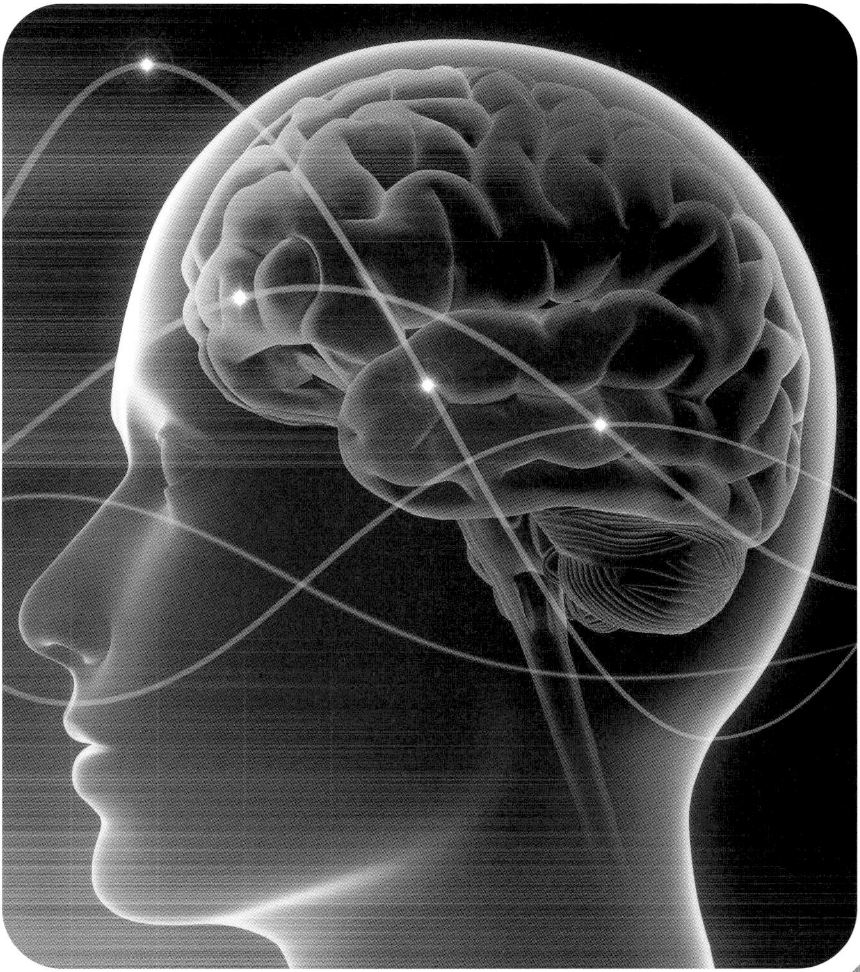

5

脳《のう》と社会活動《しゃかいかつどう》

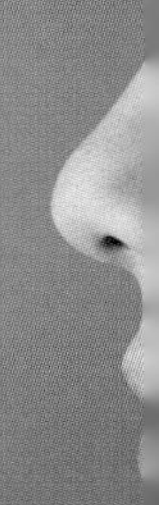

脳《のう》は報酬《ほうしゅう》予測《よそく》にしたがって，私《わたし》たちに最適《さいてき》な行動《こうどう》をうながします。しかし時《とき》と場合《ばあい》によっては，報酬《ほうしゅう》よりも社会的《しゃかいてき》な行動《こうどう》を優先《ゆうせん》すべきことがあります。5章《しょう》では，社会《しゃかい》という枠組《わくぐ》みの中《なか》で脳《のう》がどのように意思《いし》決定《けってい》をしていくかをみていきます。

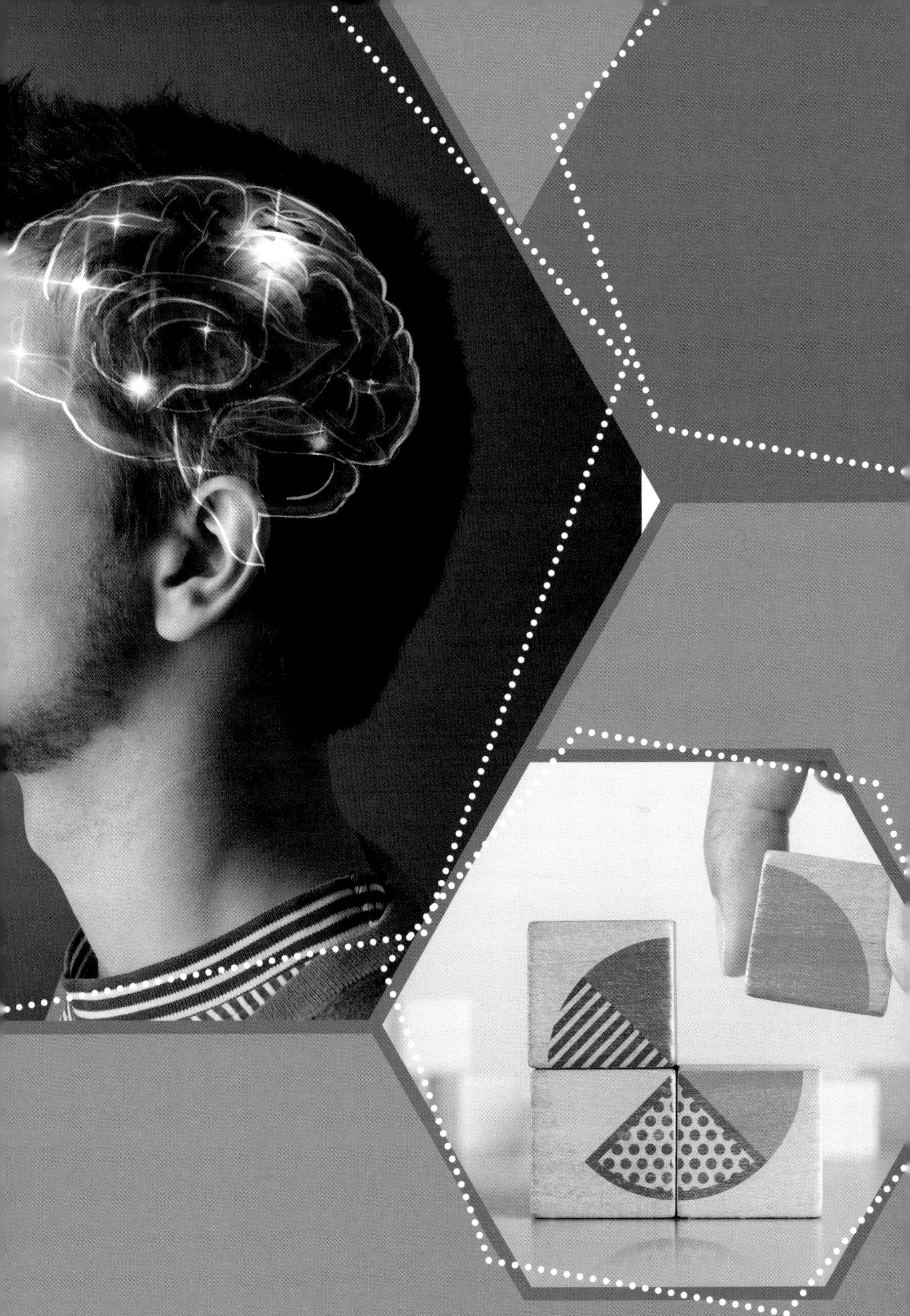

電話《でんわ》をしながら頭《あたま》を下《さ》げてしまう理由《りゆう》

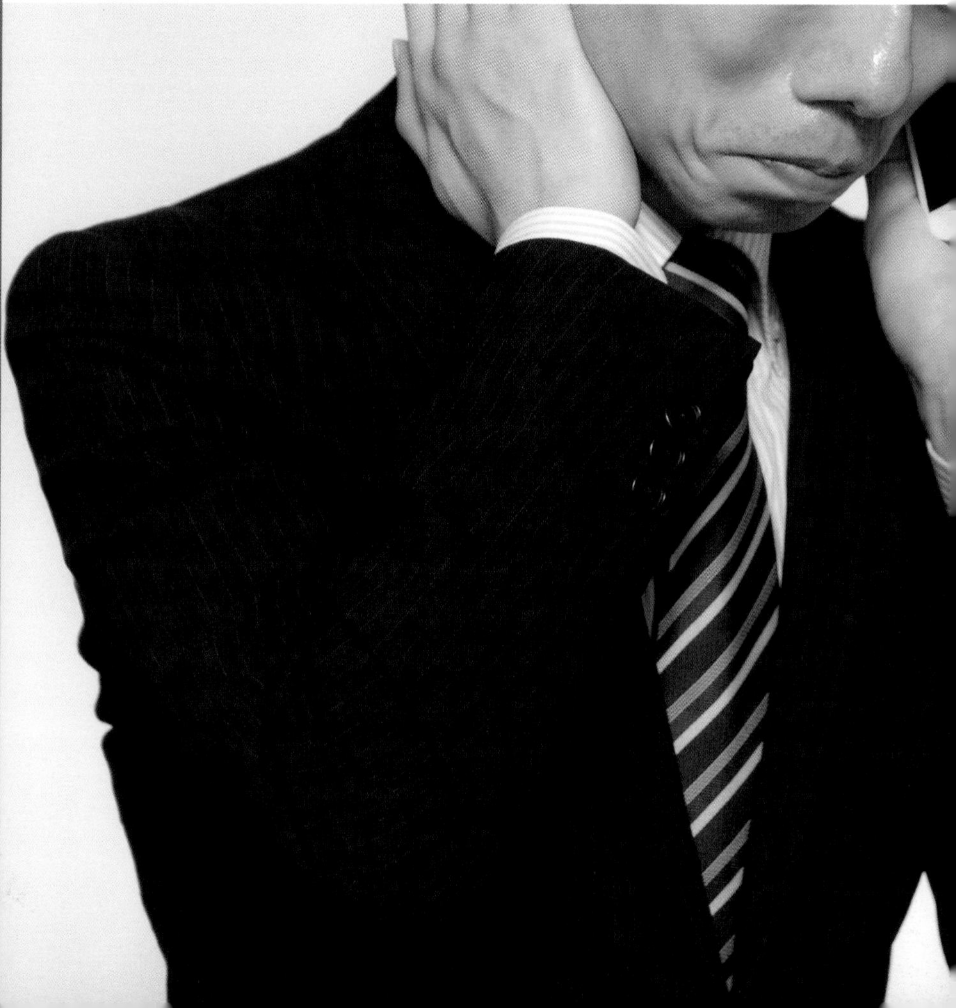

人間《にんげん》は社会的《しゃかいてき》な動物《どうぶつ》で，ときには自分《じぶん》が損《そん》をしてでも人《ひと》を助《たす》けることがあります。こうした行動《こうどう》は，「めぐりめぐって自分《じぶん》の利益《りえき》になる」といった目標志向型《もくひょうしこうがた》の意思決定《いしけってい》(82ページ)によるものだと考《かんが》えられていました。

しかし，実験《じっけん》で調《しら》べてみると，そうではありませんでした。まずは習慣《しゅうかん》として社会的《しゃかいてき》な行動《こうどう》が学習《がくしゅう》されていたのです。

人間《にんげん》の社会的《しゃかいてき》な行動《こうどう》は，教育《きょういく》によって習慣的《しゅうかんてき》に身《み》についていることが少《すく》なくありません。たとえば，電車《でんしゃ》の中《なか》でお年寄《としよ》りが立《た》っていたら反射的《はんしゃてき》に席《せき》をゆずったり，電話《でんわ》をしているとき相手《あいて》が見《み》ていないのに頭《あたま》を下《さ》げてしまったりする行動《こうどう》も，その一《ひと》つだと考《かんが》えられています。

「脳《のう》はさまざまな報酬《ほうしゅう》を計算《けいさん》して，みちびきだされた選択肢《せんたくし》から選《えら》んで行動《こうどう》する」ことを4章《しょう》で紹介《しょうかい》しましたが，人間社会《にんげんしゃかい》は習慣《しゅうかん》でなりたっている部分《ぶぶん》も大《おお》きいのです。

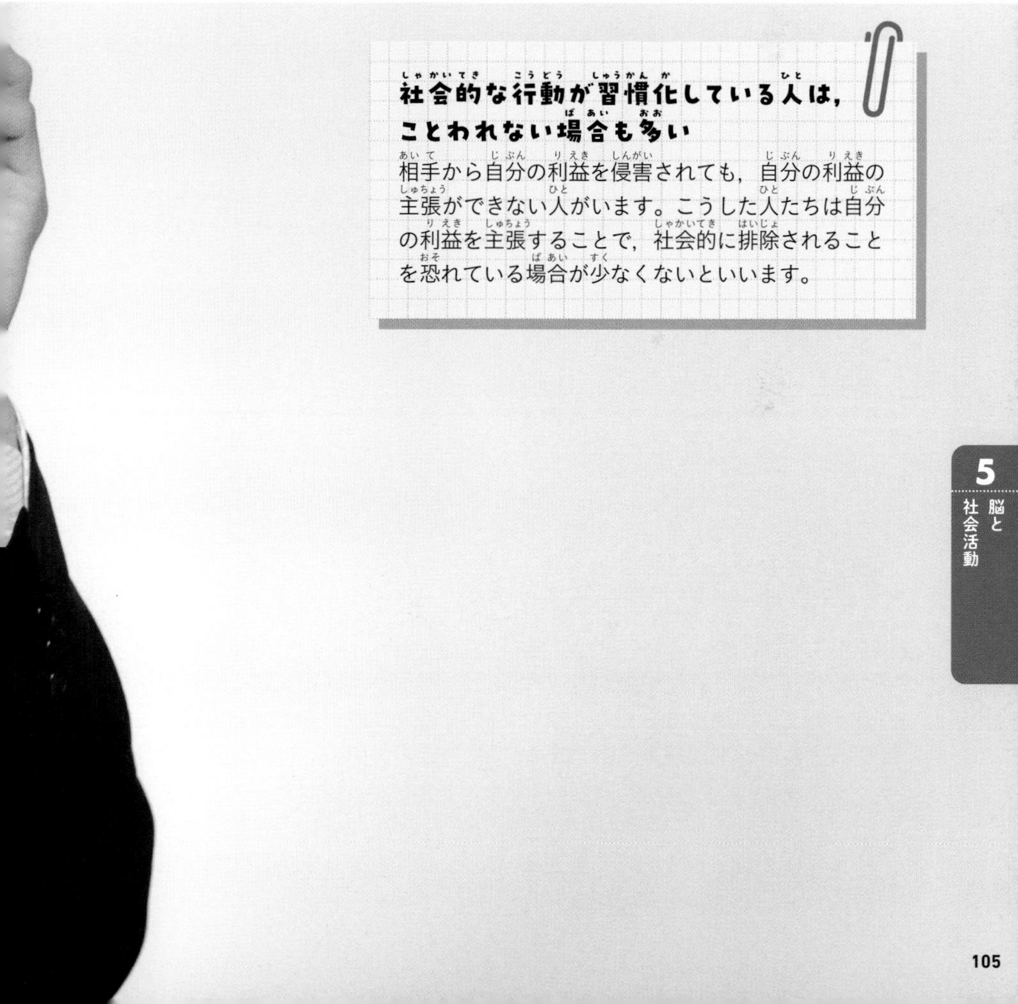

社会的《しゃかいてき》な行動《こうどう》が習慣化《しゅうかんか》している人《ひと》は，ことわれない場合《ばあい》も多《おお》い

相手《あいて》から自分《じぶん》の利益《りえき》を侵害《しんがい》されても，自分《じぶん》の利益《りえき》の主張《しゅちょう》ができない人《ひと》がいます。こうした人《ひと》たちは自分《じぶん》の利益《りえき》を主張《しゅちょう》することで，社会的《しゃかいてき》に排除《はいじょ》されることを恐《おそ》れている場合《ばあい》が少《すく》なくないといいます。

ゲームを通《とお》して人《ひと》の行動《こうどう》をさぐる

かつての経済学《けいざいがく》では，「人《ひと》の性《せい》質《しつ》は利己的《りこてき》であり，合理性《ごうりせい》にもとづき行動《こうどう》するものである」とする考《かんが》えが主流《しゅりゅう》でした。

しかしこうした考《かんが》えは，ゲームを使《つか》った心理学実験《しんりがくじっけん》によって，疑《ぎ》問《もん》が呈《てい》されることとなります。「最後通牒《さいごつうちょう》ゲーム」「独裁者《どくさいしゃ》ゲーム」とよばれるものです。

まずは，「最後通牒《さいごつうちょう》ゲーム」による実験《じっけん》を紹介《しょうかい》しましょう。実験参《じっけんさん》加者《かしゃ》を二人一組《ふたりひとくみ》のペアにし，一人《ひとり》を「提案者《ていあんしゃ》」，もう一人《ひとり》を「受《う》け手《て》」とします。ペアの相手《あいて》がだれであるかはわかりません。実験者《じっけんしゃ》は提案者《ていあんしゃ》に，実験《じっけん》に参加《さんか》した報酬《ほうしゅう》を二人《ふたり》で分《わ》けるように求《もと》めます。どのような配分《はいぶん》で分《わ》けるかは，提《てい》案者《あんしゃ》の裁量《さいりょう》にまかされます。

一方《いっぽう》，受《う》け手《て》は提案者《ていあんしゃ》の提案《ていあん》をそのまま受《う》けることも，拒否《きょひ》することもできます。受《う》け入《い》れれば提《てい》案《あん》どおりに報酬《ほうしゅう》は分配《ぶんぱい》され，拒否《きょひ》すると両者《りょうしゃ》ともに報酬《ほうしゅう》をもらえなくなります。

「人《ひと》は利己的《りこてき》で合理的《ごうりてき》」という従来《じゅうらい》の人間観《にんげんかん》に従《したが》えば，提案者《ていあんしゃ》は報酬《ほうしゅう》がゼロになるのを避《さ》けつつ，自分《じぶん》の取《と》り分《ぶん》を多《おお》くすることが考《かんが》えられます。かたや受《う》け手《て》のほうは，ゼロになるくらいなら，どんな分配比率《ぶんぱいひりつ》でも受《う》け入《い》れると考《かんが》えられるでしょう。

ところが結果《けっか》はそうなりませんでした。**きわめて偏《かたよ》りのある分配《ぶんぱい》率《りつ》だった場合《ばあい》には，提案《ていあん》を拒否《きょひ》する受《う》け手《て》が多《おお》かったのです。また，提案者《ていあんしゃ》のほうは，おおよそ公正《こうせい》に分配《ぶんぱい》する傾向《けいこう》がみられました**。

では，受《う》け手《て》が拒否《きょひ》できない場《ば》合《あい》，提案《ていあん》はどのようになるでしょうか？　次《つぎ》のページで説明《せつめい》します。

最後通牒《さいごつうちょう》ゲーム

あたえられたお金《かね》を相手《あいて》と自分《じぶん》で分配《ぶんぱい》するゲームで，三《みっ》つのルールがあります。①分配《ぶんぱい》の提案《ていあん》は，自《じ》分《ぶん》から行《おこな》うことができます。②自《じ》分《ぶん》の提案《ていあん》を相手《あいて》はそのまま受《う》けてもよいし，ことわることもできます。③相手《あいて》から分配《ぶんぱい》の提案《ていあん》をことわられた場合《ばあい》，たがいにお金《かね》を得《え》ることはできません。つまり分配《ぶんぱい》の権利《けんり》をもつ自分《じぶん》は，相手《あいて》の満足《まんぞく》する分《わ》け方《かた》を考《かんが》えることが，利益《りえき》を最大化《さいだいか》することにつながります。

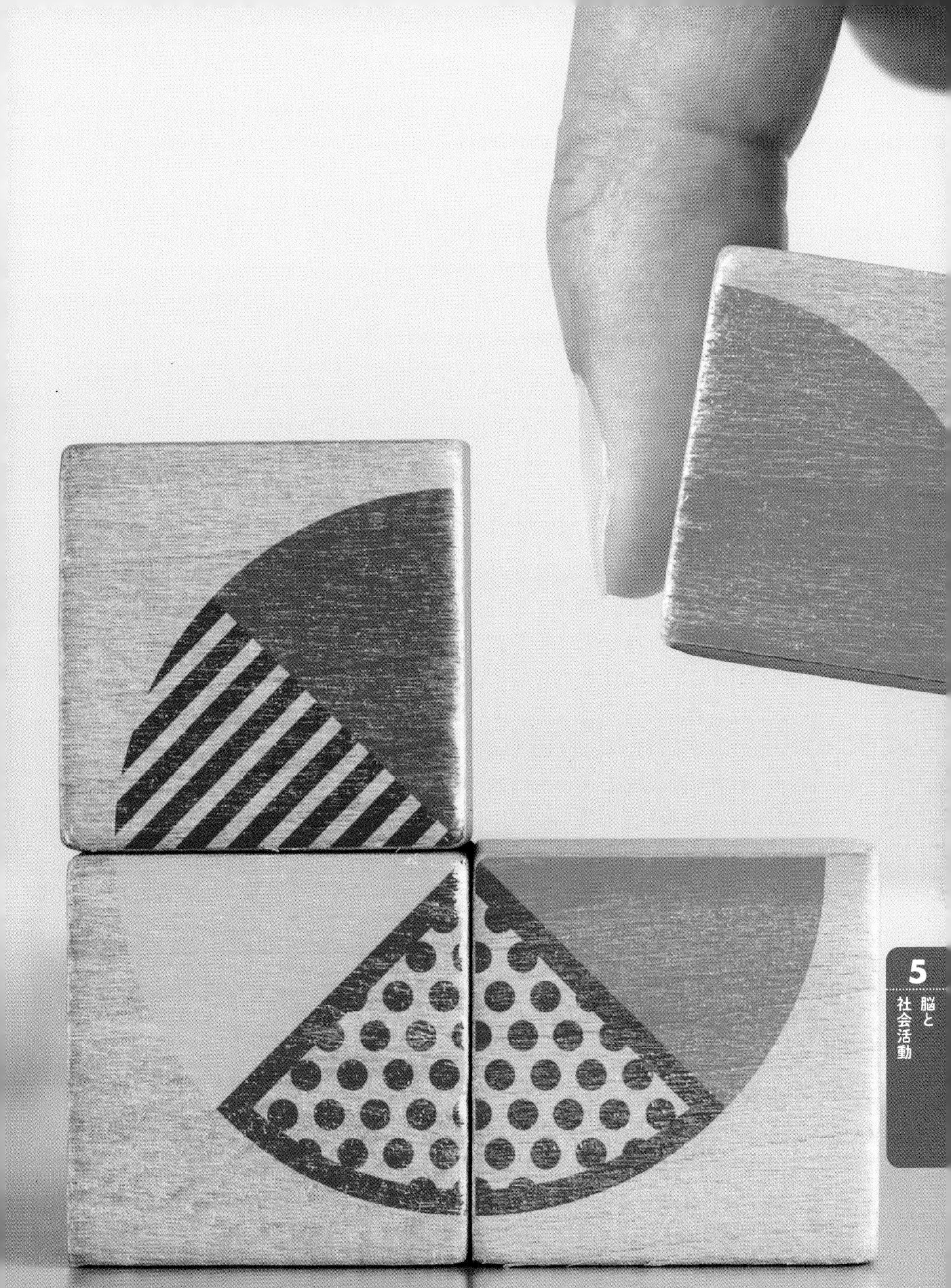

参考文献：Yamagishi T, et al. Cortical thickness of the dorsolateral prefrontal cortex predicts strategic choices in economic games. Proc Natl Acad Sci USA. 2016; 113: 5582-5587.

協力的《きょうりょくてき》に行動《こうどう》する人《ひと》の脳《のう》の特徴《とくちょう》

前《ぜん》ページでみた「最後通牒《さいごつうちょう》ゲーム」は，受《う》け手《て》に拒否権《きょひけん》がありました。一方《いっぽう》，「独裁者《どくさいしゃ》ゲーム」では，提案者《ていあんしゃ》がいくら不公平《ふこうへい》な提案《ていあん》をしても受《う》け手《て》はその提案《ていあん》を拒否《きょひ》できず，提案者《ていあんしゃ》は報酬《ほうしゅう》を独占《どくせん》することが可能《かのう》です。

しかし，最後通牒《さいごつうちょう》ゲームの結果《けっか》よりは少《すく》ないとはいえ，提案者《ていあんしゃ》は報酬《ほうしゅう》の20～30％ほどを相手《あいて》に分配《ぶんぱい》したといいます。なぜ人《ひと》は，このような不合理《ふごうり》な行動《こうどう》をとるのでしょう？　この謎《なぞ》に，脳科学《のうかがく》の視点《してん》でアプローチしたのが次《つぎ》の研究《けんきゅう》です。

玉川大学脳科学研究所《たまがわだいがくのうかがくけんきゅうじょ》の山岸俊男《やまぎしとしお》教授《きょうじゅ》, 坂上雅道《さかがみまさみち》教授《きょうじゅ》らは, 411名《めい》に最後通牒《さいごつうちょう》ゲームと独裁者《どくさいしゃ》ゲームを行《おこな》ってもらったうえで，その脳《のう》のはたらきをMRI画像《がぞう》で検証《けんしょう》し，そのうち386名《めい》に協力的《きょうりょくてき》な社会行動《しゃかいこうどう》をするための戦略的《せんりゃくてき》な推論能力《すいろんのうりょく》について調査《ちょうさ》しました※。

この実験《じっけん》では，自分《じぶん》の利益《りえき》だけを考《かんが》えている人《ひと》は，最後通牒《さいごつうちょう》ゲームでは相手《あいて》の反応《はんのう》を考慮《こうりょ》した行動《こうどう》をとり，独裁者《どくさいしゃ》ゲームでは自分《じぶん》の利益《りえき》をより大《おお》きくする行動《こうどう》をとると仮説《かせつ》を立《た》てました。一方《いっぽう》，社会性《しゃかいせい》が高《たか》い人《ひと》の場合《ばあい》は，どちらのゲームも公平《こうへい》に分配《ぶんぱい》しようとする傾向《けいこう》が高《たか》いと考《かんが》えました。

これら一連《いちれん》の研究《けんきゅう》から，利己的《りこてき》な人《ひと》と社会的《しゃかいてき》な人（お金《かね》を公平《こうへい》に分配《ぶんぱい》しようとする人《ひと》）とでは, 前頭前野《ぜんとうぜんや》の構造《こうぞう》とその活動性《かつどうせい》がことなることが明《あき》らかにされました。

より利己的行動傾向《りこてきこうどうけいこう》が高《たか》い人《ひと》は, 背外側前頭前野《はいがいそくぜんとうぜんや》や側頭頭頂接合部《そくとうとうちょうせつごうぶ》など, 高度《こうど》な意思決定《いしけってい》にかかわる脳部位《のうぶい》の灰白質《かいはくしつ》の体積《たいせき》と厚《あつ》さが大《おお》きく, 実験《じっけん》のゲームを行《おこな》うときの活動性《かつどうせい》が高《たか》いことがわかったのです。

※：Yamagishi T, et al. Cortical thickness of the dorsolateral prefrontal cortex predicts strategic choices in economic games. Proc Natl Acad Sci USA. 2016; 113: 5582-5587.

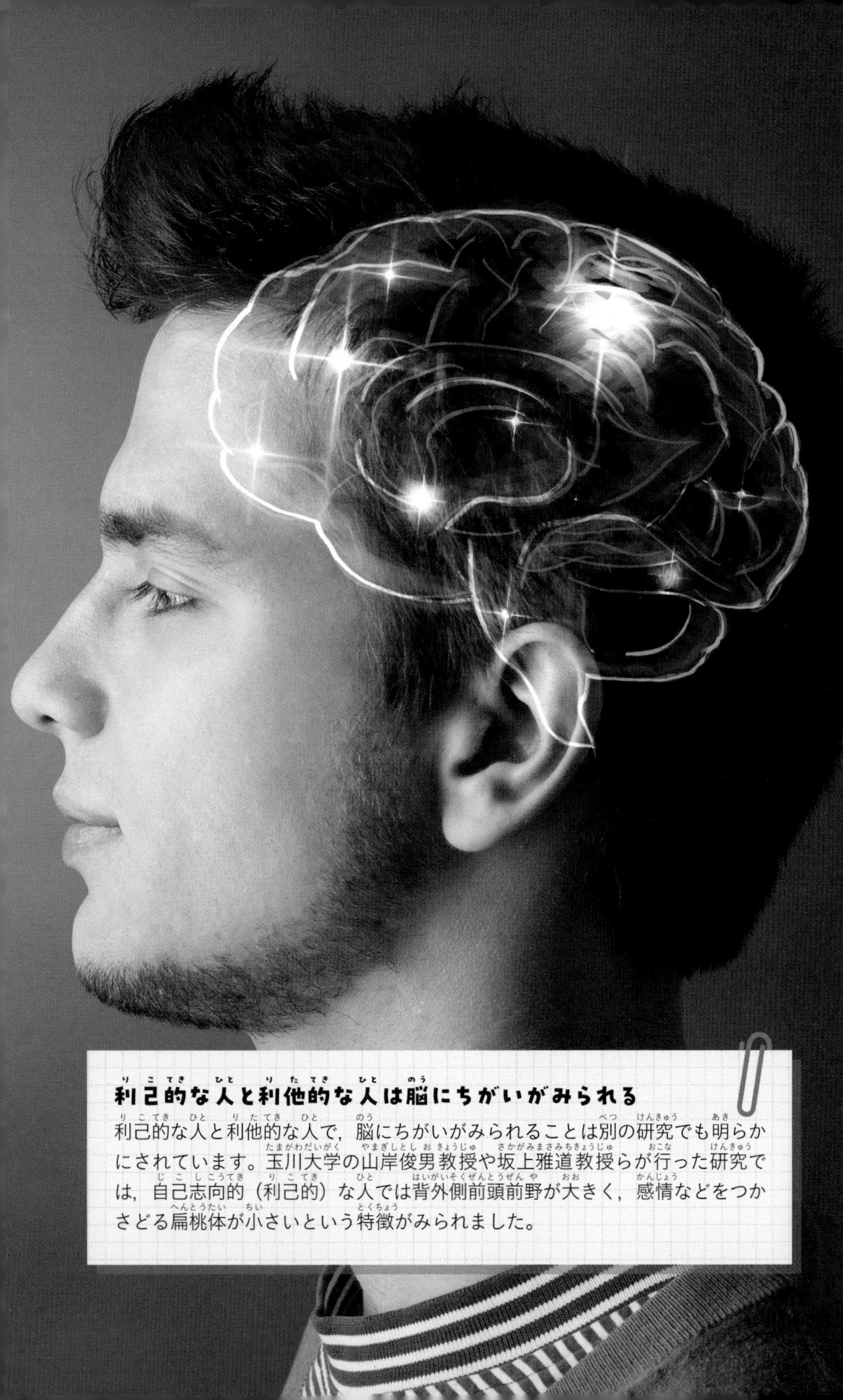

利己的《りこてき》な人《ひと》と利他的《りたてき》な人《ひと》は脳《のう》にちがいがみられる

利己的《りこてき》な人《ひと》と利他的《りたてき》な人《ひと》で，脳《のう》にちがいがみられることは別《べつ》の研究《けんきゅう》でも明《あき》らかにされています。玉川大学《たまがわだいがく》の山岸俊男《やまぎしとしお》教授《きょうじゅ》や坂上雅道《さかがみまさみち》教授《きょうじゅ》らが行《おこな》った研究《けんきゅう》では，自己志向的《じこしこうてき》（利己的《りこてき》）な人《ひと》では背外側前頭前野《はいがいそくぜんとうぜんや》が大《おお》きく，感情《かんじょう》などをつかさどる扁桃体《へんとうたい》が小《ちい》さいという特徴《とくちょう》がみられました。

利他的《りたてき》に行動《こうどう》する人《ひと》は意思決定《いしけってい》が早《はや》い

脳《のう》の特徴《とくちょう》のちがいは，幅広《はばひろ》い世代《せだい》でみられる

「利己的《りこてき》」か「利他的《りたてき》」に分《わ》ける研究《けんきゅう》は，20歳《さい》から50歳《さい》までの延《の》べ3500人《にん》を対象《たいしょう》に行《おこな》われました。その結果《けっか》，年齢《ねんれい》に関係《かんけい》なく「利己的《りこてき》」な行動選択《こうどうせんたく》をする人《ひと》と「利他的《りたてき》」な行動選択《こうどうせんたく》をする人《ひと》がいることがわかりました。また，「利己的《りこてき》」な人《ひと》たちは背外側前頭前野《はいがいそくぜんとうぜんや》の皮質《ひしつ》が厚《あつ》く，「利他的《りたてき》」な人《ひと》たちの皮質《ひしつ》は薄《うす》いという特徴《とくちょう》がありました。

出典：Yamagishi T, et al. Response time in economic games reflects different types of decision conflict for prosocial and proself individuals. Proc Natl Acad Sci USA. 2017; 114: 6394-6399.

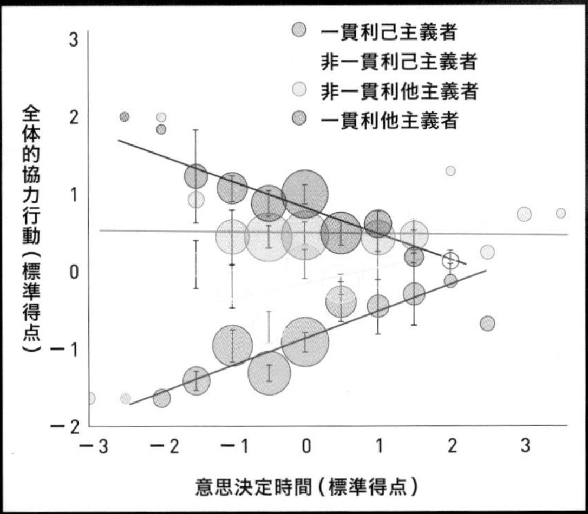

人間《にんげん》は，最後通牒《さいごつうちょう》ゲームの状況《じょうきょう》のように他人《たにん》から批判《ひはん》される可能性《かのうせい》があると利他的《りたてき》にふるまい，独裁者《どくさいしゃ》ゲームの状況《じょうきょう》のように他人《たにん》から批判《ひはん》される余地《よち》がないと利己的《りこてき》にふるまいがちです。また，他人《たにん》から批判《ひはん》される余地《よち》がなくても，習慣《しゅうかん》で利他的《りたてき》に行動《こうどう》する人《ひと》もいます。

前《ぜん》ページの実験《じっけん》を行《おこな》った山岸教《やまぎしきょう》授《じゅ》らは，2017年《ねん》，実験参加者《じっけんさんかしゃ》を社会的価値《しゃかいてきかち》を志向《しこう》するかどうかで，「利《り》己的《こてき》」か「利他的《りたてき》」に分《わ》ける研究《けんきゅう》を行《おこな》いました。**実験《じっけん》の結果《けっか》，「利己的《りこてき》」な人《ひと》は社会《しゃかい》と協調《きょうちょう》しようとする行動《こうどう》ほど，意思決定《いしけってい》に時間《じかん》がかかりました。一方《いっぽう》「利他的《りたてき》」な人《ひと》は，素早《すばや》く，直感的《ちょっかんてき》に意思決定《いしけってい》していました**。そして，自分《じぶん》が得《え》られる報酬《ほうしゅう》よりも，将《しょう》来《らい》，社会《しゃかい》（他人《たにん》）から自分《じぶん》の得《え》た報《ほう》酬《しゅう》が搾取《さくしゅ》される可能性《かのうせい》を気《き》にしていました。

このように，行動《こうどう》を選択《せんたく》するための意思決定《いしけってい》の時間《じかん》は，人《ひと》の個性《こせい》に影《えい》響《きょう》されることがわかってきたのです。

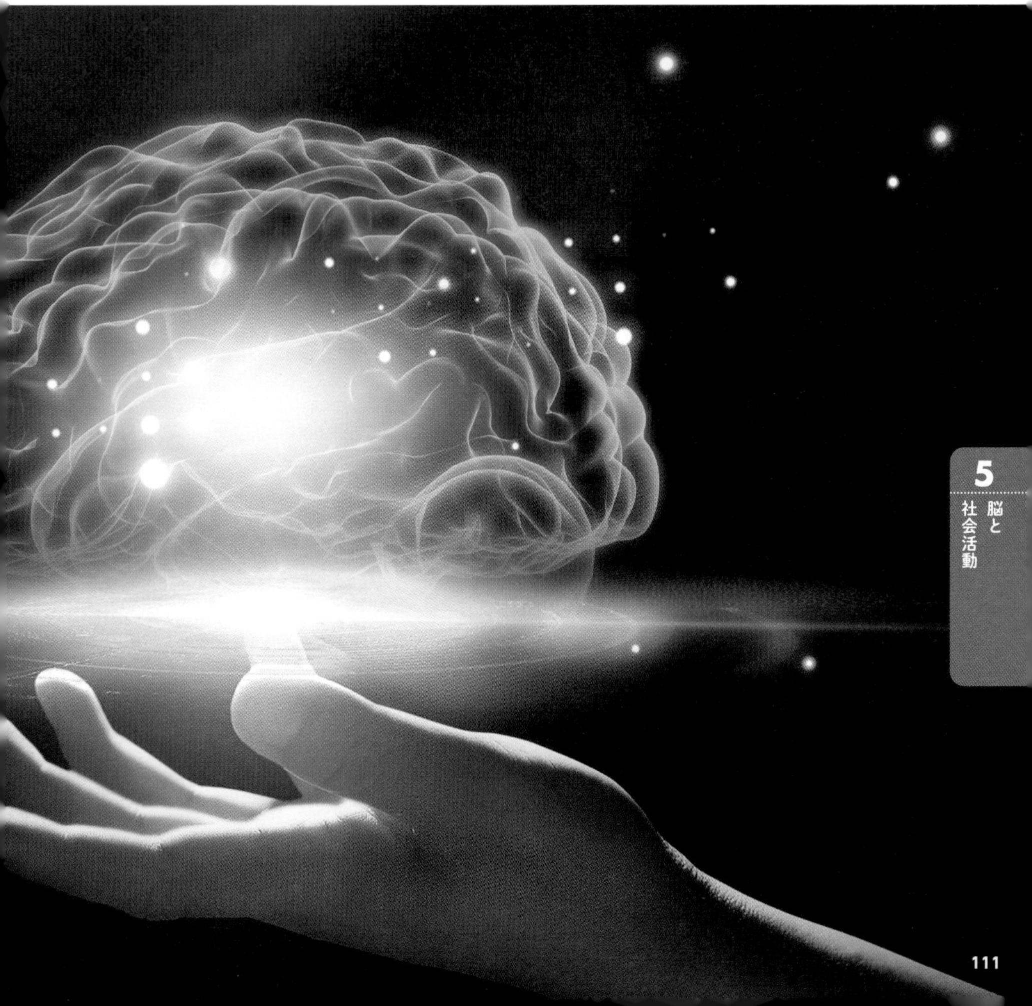

脳科学《のうかがく》から生《う》まれた「行動経済学《こうどうけいざいがく》」

行動経済学《こうどうけいざいがく》の礎《いしずえ》となった「プロスペクト理論《りろん》」とは

左下《ひだりした》のグラフ（価値関数《かちかんすう》）は「ある物事《ものごと》がおきたときに感《かん》じる価値《かち》の大小《だいしょう》」を示《しめ》したものです。損《そん》を得《とく》と同程度《どうていど》に感《かん》じるとした場合《ばあい》が，細《ほそ》くえがいた緑《みどり》のグラフです。しかし実験結果《じっけんけっか》は，より傾《かたむ》きの大《おお》きなオレンジのグラフとなり，損《そん》を得《とく》より重《おも》く感《かん》じることがわかりました。右下《みぎした》のグラフ（確率加重関数《かくりつかじゅうかんすう》）は「ある物事《ものごと》が実際《じっさい》におきる確率《かくりつ》」と「その確率《かくりつ》に対《たい》して感《かん》じられる主観的《しゅかんてき》な値《あたい》」の対応関係《たいおうかんけい》を示《しめ》したものです。両者《りょうしゃ》が一致《いっち》するとした場合《ばあい》が細《ほそ》い直線《ちょくせん》ですが，実《じっ》験結果《けんけっか》は太《ふと》くえがいた曲線《きょくせん》になりました。人間《にんげん》は低《ひく》い確率《かくりつ》をよりおきやすいと過大評価《かだいひょうか》する一方《いっぽう》で，高《たか》い確率《かくりつ》をよりおきにくいと過小評価《かしょうひょうか》することを示《しめ》しています。これらの価値関数《かちかんすう》と確率加重関数《かくりつかじゅうかんすう》のかけ合《あ》わせにもとづいて，人間《にんげん》は不確実《ふかくじつ》な状況下《じょうきょうか》で判断《はんだん》すると主張《しゅちょう》するのが，プロスペクト理論《りろん》です。

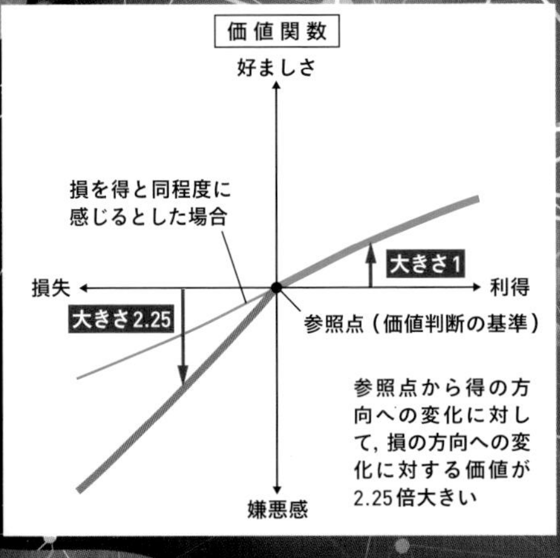

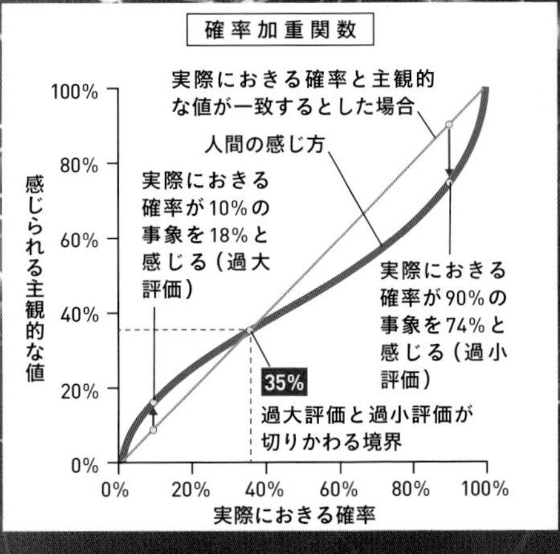

アメリカの心理学者《しんりがくしゃ》ダニエル・カーネマン（1934～）は，不確実《ふかくじつ》な状況《じょうきょう》での人間《にんげん》の意思決定《いしけってい》モデルの一《ひと》つである「プロスペクト理論《りろん》」の研《けん》究《きゅう》で，2002年《ねん》のノーベル経済学賞《けいざいがくしょう》を受賞《じゅしょう》しました。プロスペクトとは「期《き》待《たい》される満足水準《まんぞくすいじゅん》」の意味《いみ》です。

受賞理由《じゅしょうりゆう》は，心理学《しんりがく》の実験手法《じっけんしゅほう》で人間《にんげん》の経済活動《けいざいかつどう》にかかわる行動《こうどう》を明《あき》らかにし，その結果《けっか》を単純化《たんじゅんか》された従来《じゅうらい》の経済学《けいざいがく》に統合《とうごう》してきたことです。そうして生《う》まれたのが「行動《こうどう》経済学《けいざいがく》」です。106ページから紹介《しょうかい》してきた最後通牒《さいごつうちょう》ゲームなども，行動《こうどう》経済学《けいざいがく》とかかわりがあります。

プロスペクト理論《りろん》の概要《がいよう》を，左下《ひだりした》の囲《かこ》みに記載《きさい》しました。**プロスペクト理論《りろん》の根拠《こんきょ》を示《しめ》すものに，脳科学《のうかがく》が役立《やくだ》っています**。たとえば，損失《そんしつ》回避性《かいひせい》には個人差《こじんさ》がありますが，損《そん》を得《とく》よりも重《おも》くみる度合《どあ》いの強《つよ》い人《ひと》は，大脳基底核《だいのうきていかく》にある線条体《せんじょうたい》や前頭《ぜんとう》前野《ぜんや》の活動《かつどう》が大《おお》きいことがわかっています。

損得勘定《そんとくかんじょう》にかかわる脳《のう》の部位《ぶい》

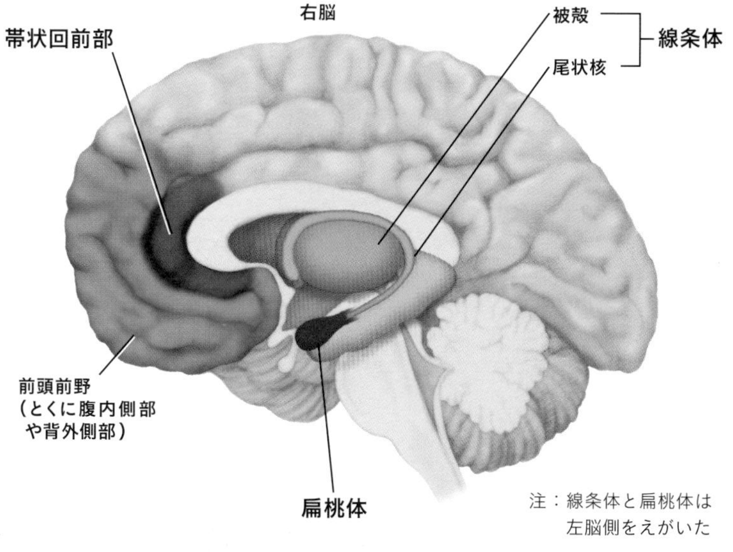

注：線条体と扁桃体は
左脳側をえがいた

数々《かずかず》の実験結果《じっけんけっか》にもとづいて，ヒトの脳《のう》には，理屈《りくつ》や推論《すいろん》にもとづく時間《じかん》をかけた熟考《じゅっこう》・判断《はんだん》にかかわる部位《ぶい》（前頭前野《ぜんとうぜんや》や帯状回前部《たいじょうかいぜんぶ》）と，感情《かんじょう》や直感《ちょっかん》にもとづく迅速《じんそく》な思考《しこう》・判断《はんだん》にかかわる部位《ぶい》（線条体《せんじょうたい》や扁桃体《へんとうたい》）があることがわかっています。

「旅《たび》の恥《はじ》はかきすて」にも脳《のう》の選択《せんたく》が

人間《にんげん》が社会的《しゃかいてき》に行動《こうどう》してしまう二《ふた》つのしくみ

人間《にんげん》が社会的《しゃかいてき》な行動《こうどう》を選《えら》ぶ理由《りゆう》として，脳《のう》には二《ふた》つのしくみがあると考《かんが》えられています。一《ひと》つは，それが生《う》まれたときから教《おし》えられていて，条件反射《じょうけんはんしゃ》のように習慣《しゅうかん》になっている場合《ばあい》です。もう一《ひと》つは，社会的《しゃかいてき》に行動《こうどう》することが報酬《ほうしゅう》につながる場合《ばあい》です。どちらを選《えら》ぶかには背外側前頭前野《はいがいそくぜんとうぜんや》の厚《あつ》さがかかわっているようです。

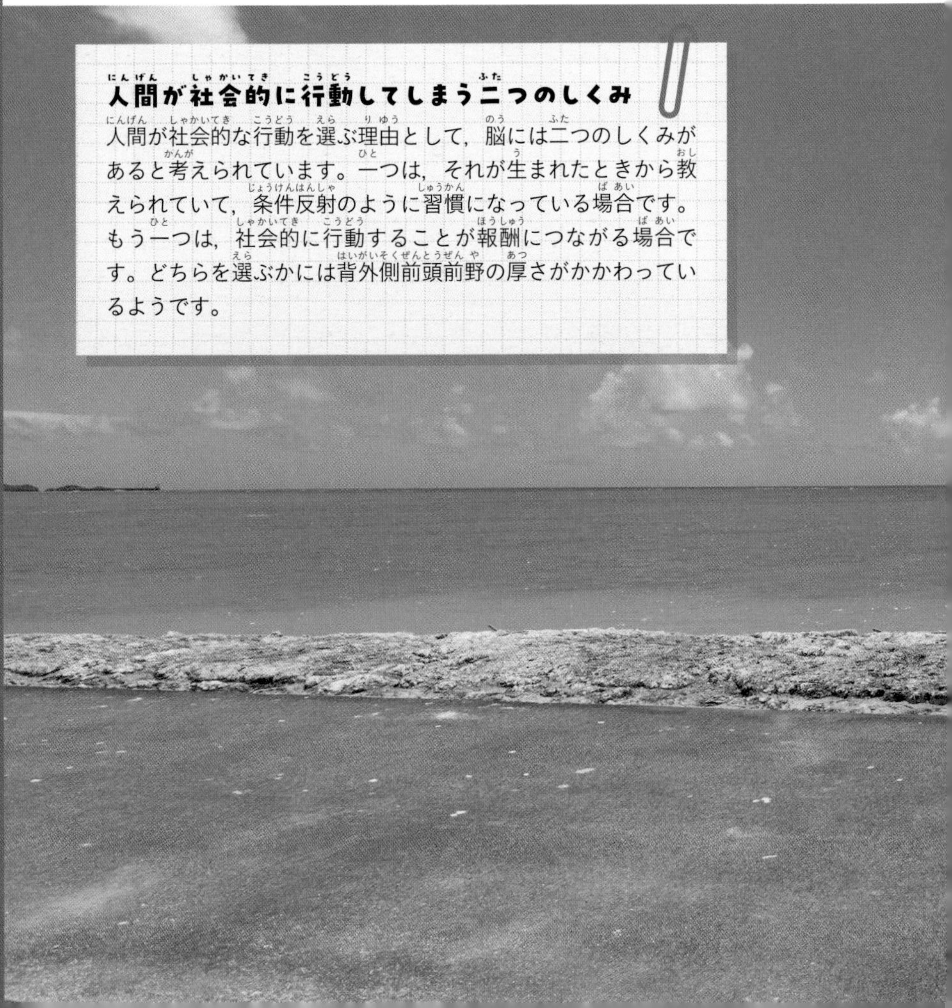

最《さい》後《ご》通牒《つうちょう》ゲームの実験《じっけん》（106ページ～）では，背外側前頭前野《はいがいそくぜんとうぜんや》の厚《あつ》さが薄《うす》い人《ひと》（110ページ）は，相手《あいて》からの不当《ふとう》な分配《ぶんぱい》をことわりきれない傾向《けいこう》がありました。これは，習《しゅう》慣《かん》による行動選択《こうどうせんたく》だと考《かんが》えられます。なぜなら，感情《かんじょう》にまかせて相手《あいて》の申《もう》し出《で》を拒絶《きょぜつ》するのは，社会的《しゃかいてき》なルールに反《はん》することだと教《おし》えられている人《ひと》が多《おお》いからです。

その一方《いっぽう》で，背外側前頭前野《はいがいそくぜんとうぜんや》の体《たい》積《せき》が大《おお》きい人《ひと》（108ページ）は，最後《さいご》通牒《つうちょう》ゲームでは公平《こうへい》に利益《りえき》を分配《ぶんぱい》していましたが，独裁者《どくさいしゃ》ゲームでは，自《じ》分《ぶん》の報酬《ほうしゅう》を最大化《さいだいか》する行動《こうどう》をとる傾《けい》向《こう》がありました。

「旅《たび》の恥《はじ》はかきすて」という言葉《ことば》があります。これは，「旅先《たびさき》なら知《し》っている人《ひと》はいないし長《なが》くその場所《ばしょ》にいるわけでもないから，ふだんしないことをやろう」というものです。これと同《おな》じように，社会的《しゃかいてき》なルールを求《もと》められない環境《かんきょう》では，ふだんとちがう選択《せんたく》をする可能性《かのうせい》があるのです。

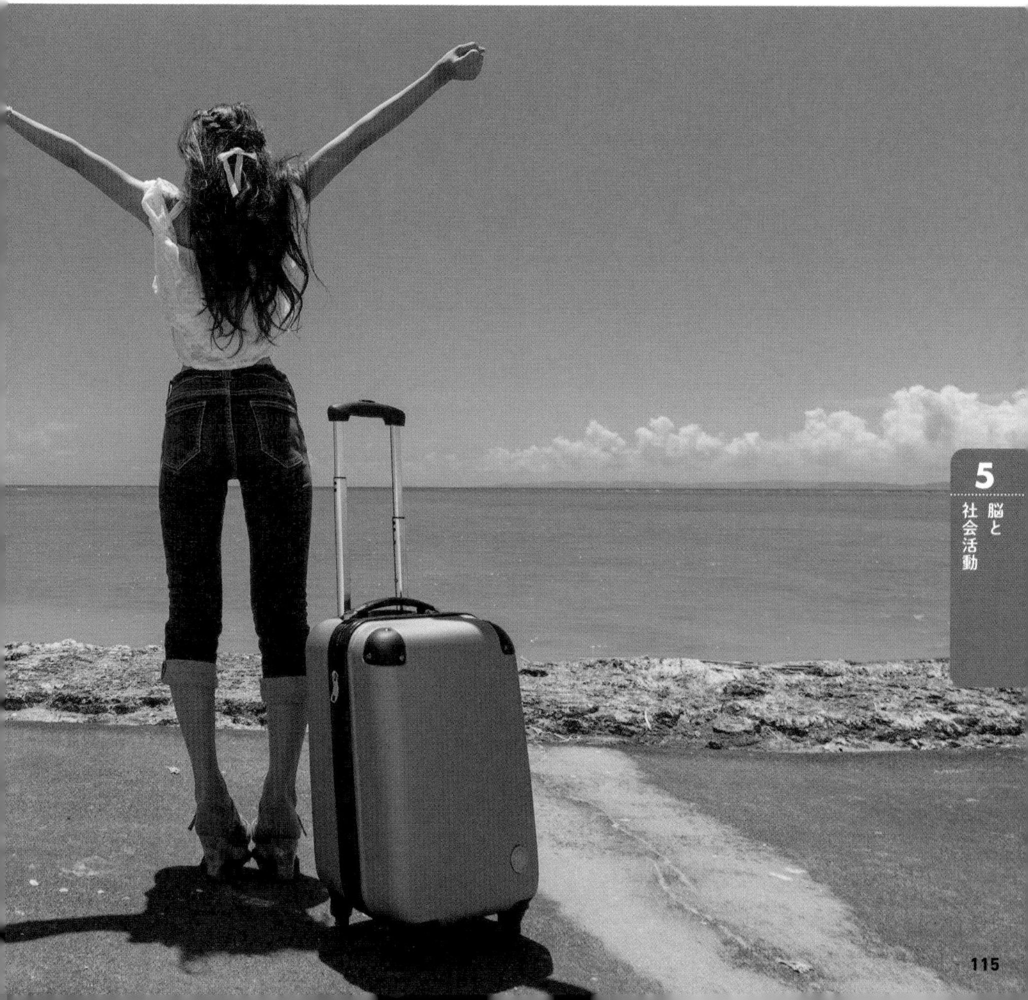

心《こころ》変《が》わりをするときの脳《のう》のようす

脳《のう》の判断《はんだん》と選択《せんたく》がことなる場合《ばあい》に，心《こころ》変《が》わりがおきる

実験《じっけん》では，脳《のう》が判断《はんだん》を下《くだ》した内容《ないよう》と実際《じっさい》の選択《せんたく》がちがっていた場合《ばあい》に，心《こころ》変《が》わりがおきることがわかっています。

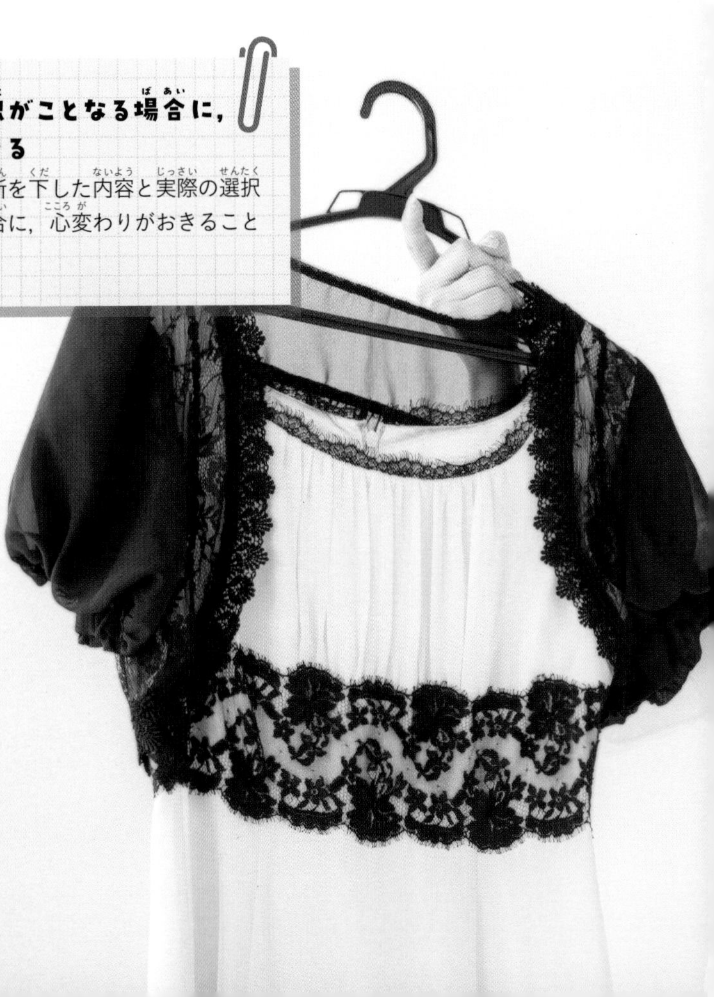

さんざん試着《しちゃく》をして「この服《ふく》」と決《き》めたはずなのに，会計《かいけい》の直前《ちょくぜん》に心変《こころが》わりした経験《けいけん》はありませんか。心変《こころが》わりには，ものの価値《かち》を判断《はんだん》する「尾状核《びじょうかく》」が関係《かんけい》していると考《かんが》えられています。

ある研究《けんきゅう》チームが，被験者《ひけんしゃ》に二《ふた》つの顔《かお》をくりかえし見《み》せて，好《この》みの顔《かお》を選《えら》んでもらう実験《じっけん》を行《おこな》いました。その際《さい》，fMRIで脳《のう》のどの部分《ぶぶん》が反応《はんのう》しているのかを調《しら》べました。**すると，尾状核《びじょうかく》が正《ただ》しい評価《ひょうか》をしているのにもかかわらず，恥《は》ずかしいなどの理由《りゆう》で好《この》みの顔《かお》を選《えら》べなかったときに，心変《こころが》わりがおきることがわかってきました**。

また，尾状核《びじょうかく》と同《おな》じように価値判《かちはん》断《だん》に重要《じゅうよう》な役割《やくわり》を果《は》たす「眼窩前頭《がんかぜんとう》皮質《ひしつ》」や海馬《かいば》も心変《こころが》わりに関係《かんけい》していることが明《あき》らかになりました。**海《かい》馬《ば》と眼窩前頭皮質《がんかぜんとうひしつ》の活動《かつどう》の強《つよ》さの相《そう》関《かん》が高《たか》いときには心変《こころが》わりがなく，相関《そうかん》が低《ひく》いときには心変《こころが》わりがあることがわかったのです**。

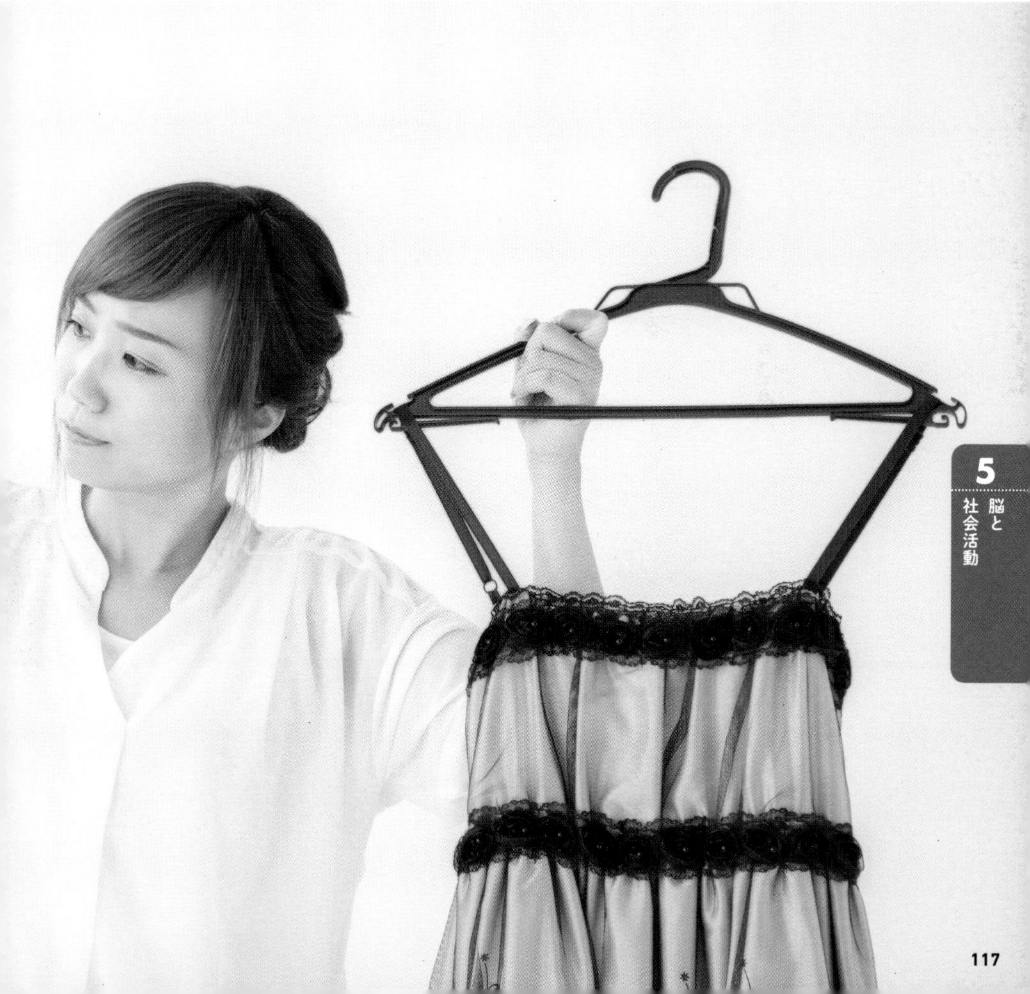

Column

コーヒーブレイク

COFFEE BREAK

ギフトは「だれからもらったか」で価値《かち》が決《き》まる

意《い》中《ちゅう》の人《ひと》へのプレゼント攻撃《こうげき》は，はたして効果《こうか》があるのでしょうか？

次《つぎ》のような実験《じっけん》があります。二人《ふたり》の男《だん》性《せい》から誕生日《たんじょうび》ギフトを受《う》け取《と》った女性《じょせい》の脳活動《のうかつどう》をfMRIで計測《けいそく》し，ギフトの価値《かち》を比較評価《ひかくひょうか》するものです。ギフトを渡《わた》した男性《だんせい》のうち，一人《ひとり》は女性《じょせい》が好《この》んでいる知人《ちじん》で，もう一人《ひとり》はとくに関心《かんしん》のない知《ち》人《じん》です。

脳《のう》はまず，ギフトをくれた相手《あいて》への好《こう》意度《いど》を判断《はんだん》します。これは，感情処理《かんじょうしょり》にかかわる尾状核《びじょうかく》のはたらきが関係《かんけい》します。その後《ご》，ギフトの内容《ないよう》の価値判断《かちはんだん》が行《おこな》われます。その判断《はんだん》には，報酬予測《ほうしゅうよそく》や意思決定《いしけってい》，共感《きょうかん》や情動《じょうどう》などにかかわる前《ぜん》部帯状回《ぶたいじょうかい》の活動量《かつどうりょう》が関係《かんけい》してきます。

この実験《じっけん》から，好《この》んでいる相手《あいて》からもらったギフトは，内容《ないよう》が魅力的《みりょくてき》か魅力的《みりょくてき》でないかにかかわらず，あまり価値《かち》は変《か》わらないと脳《のう》が判断《はんだん》することが明《あき》らかになりました。

つまり，相手《あいて》から好《す》かれていない状態《じょうたい》で高価《こうか》な贈《おく》り物《もの》をしても，たいして効果《こうか》がないことになります。

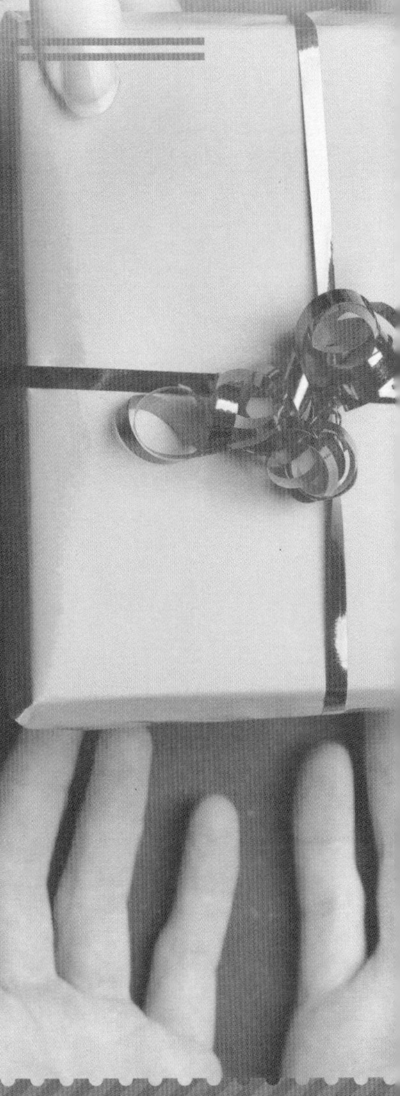

ギフトの評価《ひょうか》に尾状核《びじょうかく》が影響《えいきょう》をあたえている

実験《じっけん》では，尾状核《びじょうかく》の活動《かつどう》に注目《ちゅうもく》しました。好《この》みの相手《あいて》からギフトをもらったときと，無関心《むかんしん》な相手《あいて》からギフトをもらったときとを比較《ひかく》しました。すると，好《この》みの相手《あいて》からの場合《ばあい》は，尾状核《びじょうかく》の活動量《かつどうりょう》が大《おお》きくふえていました。

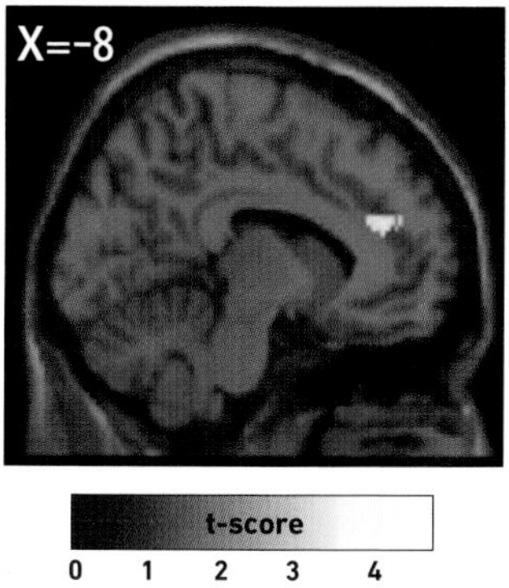

ギフトが

魅力的 ＞魅力的でない

「魅力的なギフトをもらった」条件から「魅力的ではないギフトをもらった」条件を差し引いた結果，前部帯状回に有意な活動がみられました。

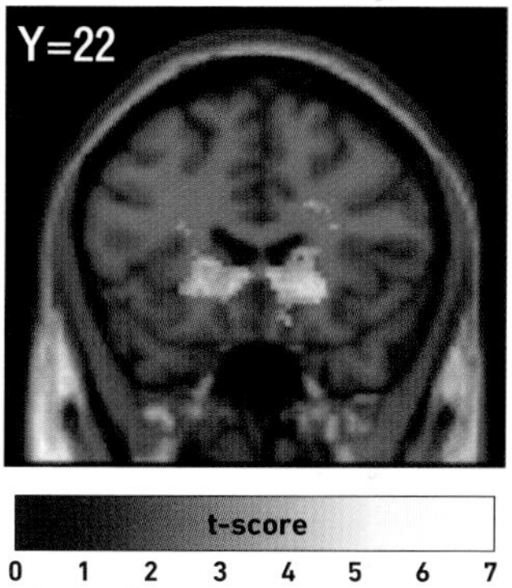

知人男性に

関心あり＞関心なし

「好みの人からギフトをもらった」条件から「無関心の人からギフトをもらった」条件を差し引いた結果，尾状核に有意な活動がみられました。

出典：Nakagawa J, et al. Women's Preference for a Male Acquaintance Enhances Social Reward Processing of Material Goods in the Anterior Cingulate Cortex. PLoS One. 2015; 10: e0136168.

6

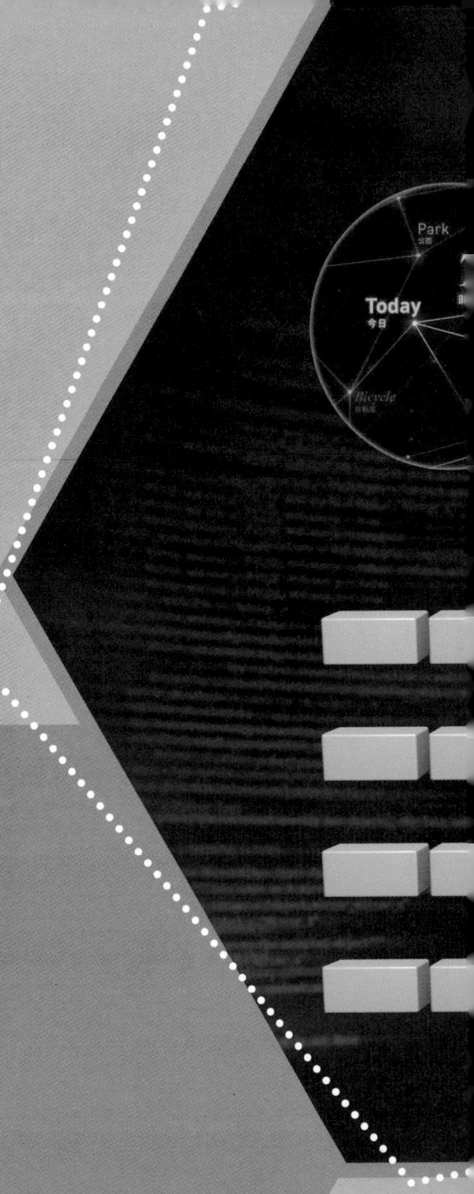

AIの発展《はってん》を支《ささ》えた脳科学《のうかがく》

脳科学《のうかがく》の発展《はってん》によって，ニューロンの活動《かつどう》が明《あき》らかになってきました。その知見《ちけん》をもとに，論理式《ろんりしき》でニューロンの活動《かつどう》が再現《さいげん》できるようになって生《う》まれたのが，AIです。6章《しょう》では，日進月歩《にっしんげっぽ》しているAIと脳科学《のうかがく》の動向《どうこう》をみていきましょう。

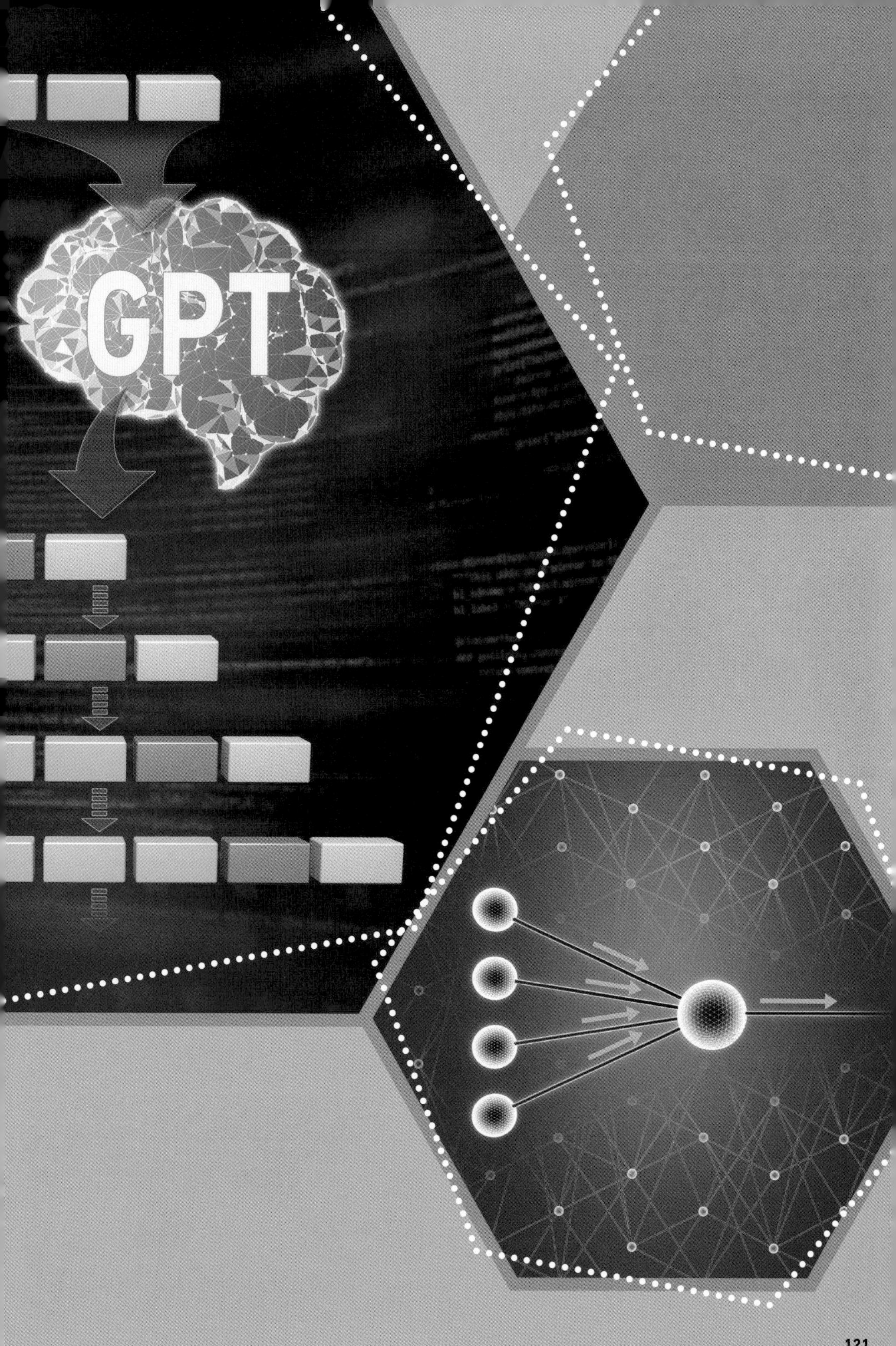
GPT

ニューロンの研究《けんきゅう》が，AIの発展《はってん》に貢献《こうけん》

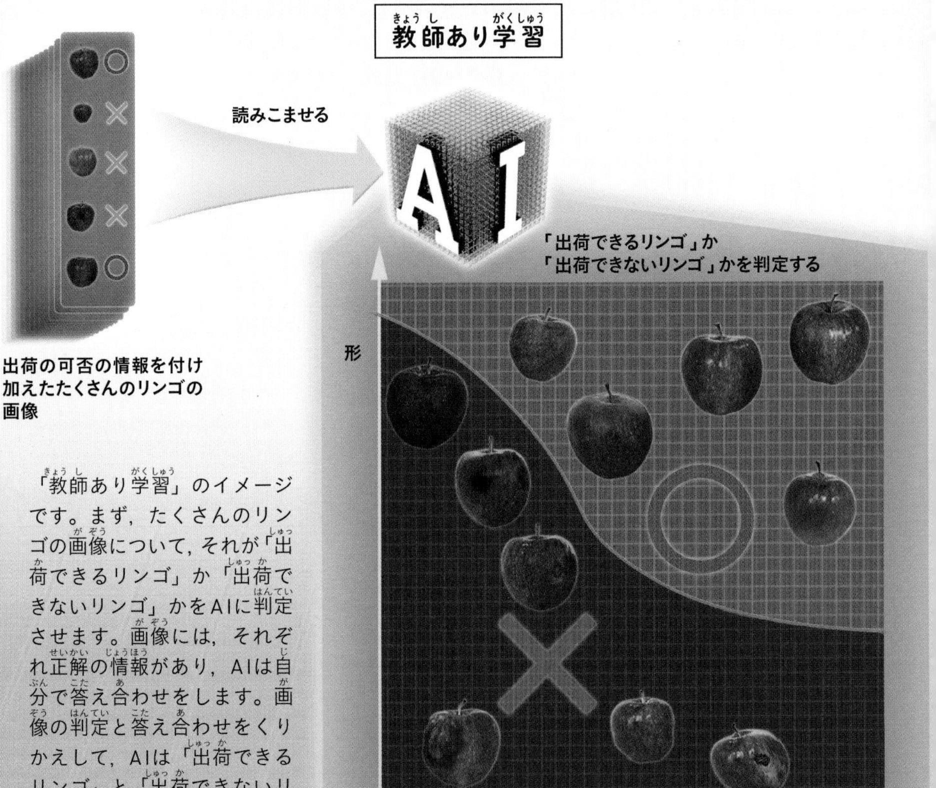

「教師《きょうし》あり学習《がくしゅう》」のイメージです。まず，たくさんのリンゴの画像《がぞう》について，それが「出《しゅっ》荷《か》できるリンゴ」か「出荷《しゅっか》できないリンゴ」かをAIに判定《はんてい》させます。画像《がぞう》には，それぞれ正解《せいかい》の情報《じょうほう》があり，AIは自《じ》分《ぶん》で答《こた》え合《あ》わせをします。画《が》像《ぞう》の判定《はんてい》と答《こた》え合《あ》わせをくりかえして，AIは「出荷《しゅっか》できるリンゴ」と「出荷《しゅっか》できないリンゴ」を正《ただ》しく判定《はんてい》できるように学習《がくしゅう》していきます。

AIの発展《はってん》には，脳《のう》のニューロンの研究《けんきゅう》が深《ふか》くかかわっています。**1943年《ねん》，アメリカの数学者《すうがくしゃ》ウォルター・ピッツ（1923～1969）と神経生理学者《しんけいせいりがくしゃ》ウォーレン・マッカロック（1898～1969）は，脳《のう》のニューロンは論理的《ろんりてき》に書《か》きあらわすことができると考《かんが》え，「形式《けいしき》ニューロン」という概念《がいねん》を発表《はっぴょう》しました**。その後《ご》，形式《けいしき》ニューロンの考《かんが》え方《かた》は，さまざまな科学者《かがくしゃ》によって研究《けんきゅう》が進《すす》みました。

1949年《ねん》にはカナダの心理学者《しんりがくしゃ》のドナルド・ヘッブ（1904～1985）が，外部《がいぶ》の刺激《しげき》なしにニューロンの活動《かつどう》がニューロンどうしの関係《かんけい》に変化《へんか》をあたえるという仮説《かせつ》（ヘッブ則《そく》）を立《た》てました。これは，「教師《きょうし》なし学習《がくしゅう》」（右下《みぎした》の図《ず》）のモデルとなりました。そして1958年《ねん》には，アメリカの心理学者《しんりがくしゃ》フランク・ローゼンブラット（1928～1971）が，正解《せいかい》の情報《じょうほう》をあたえた状態《じょうたい》で学習《がくしゅう》できる「教師《きょうし》あり学習《がくしゅう》」（左下《ひだりした》の図《ず》）を発表《はっぴょう》しました。

教師《きょうし》なし学習《がくしゅう》

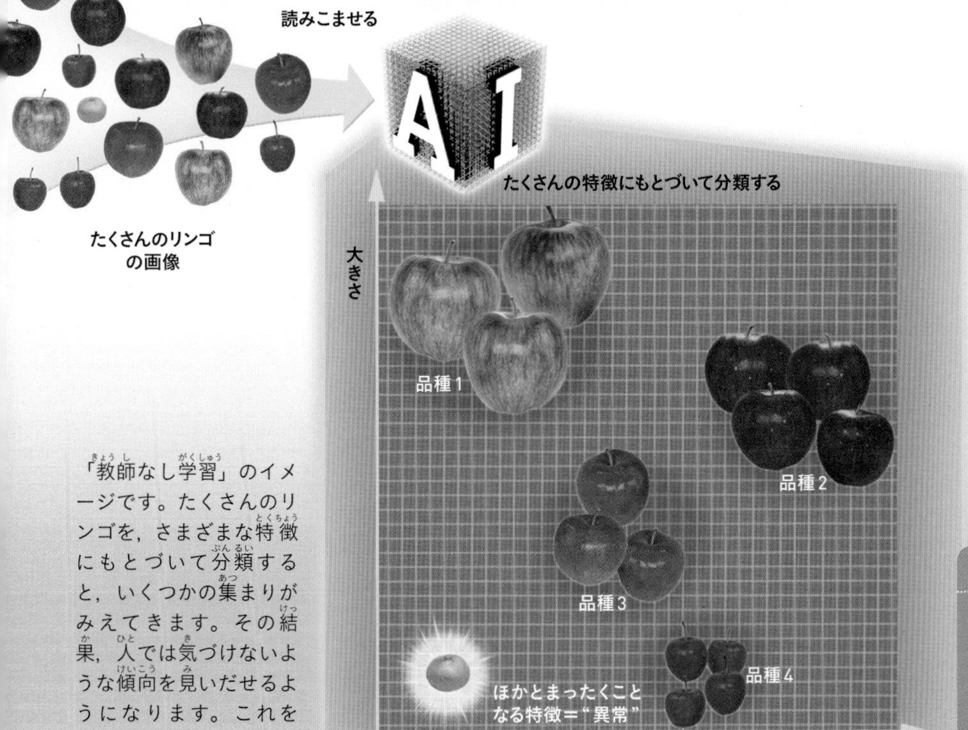

「教師《きょうし》なし学習《がくしゅう》」のイメージです。たくさんのリンゴを，さまざまな特徴《とくちょう》にもとづいて分類《ぶんるい》すると，いくつかの集《あつ》まりがみえてきます。その結果《けっか》，人《ひと》では気《き》づけないような傾向《けいこう》を見《み》いだせるようになります。これを「クラスタリング」といいます。

並行《へいこう》して情報処理《じょうほうしょり》する脳《のう》の特性《とくせい》をAIに応用《おうよう》

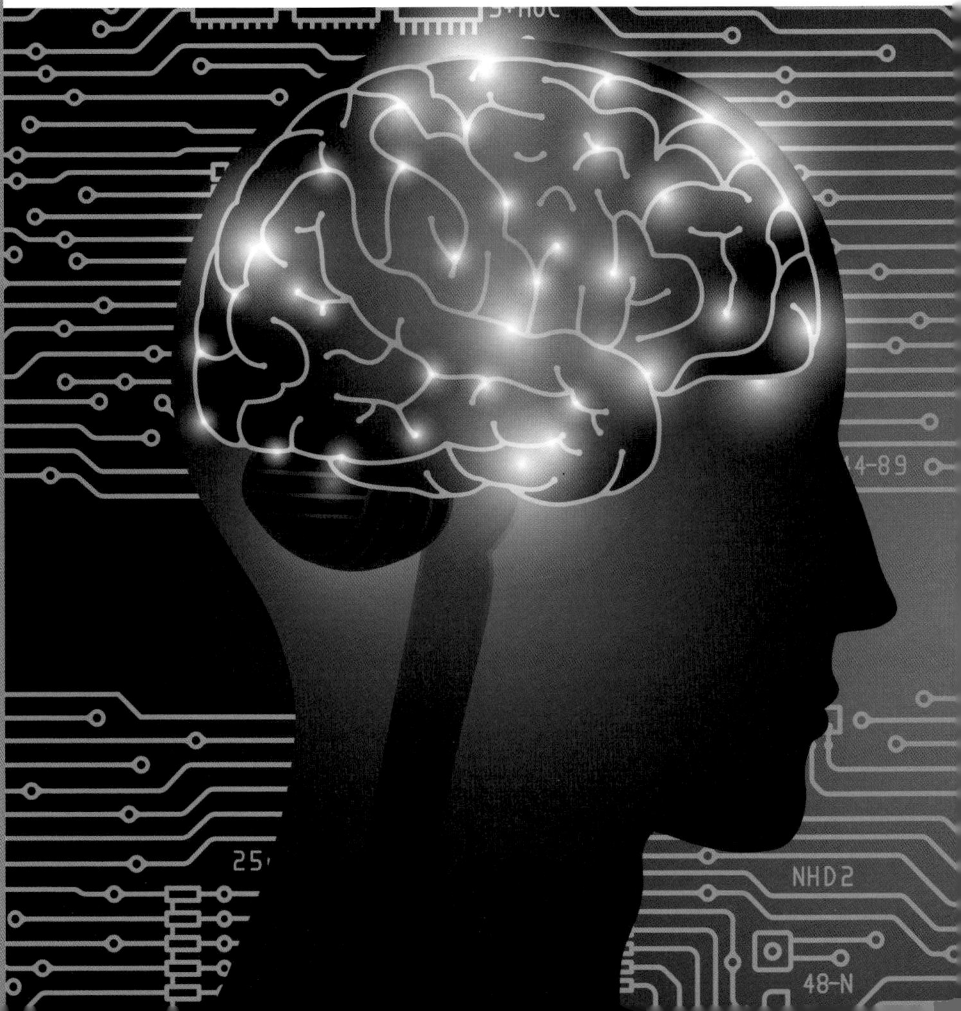

AIは,「深層学習《しんそうがくしゅう》(ディープラーニング※)」とよばれる手法《しゅほう》の進歩《しんぽ》によって,大《おお》きな変化《へんか》をとげました。これは,脳《のう》の神経回路《しんけいかいろ》をまねた「ニューラルネットワーク※」という数理《すうり》モデルを発展《はってん》させたものです。

1985年《ねん》,アメリカのニューラルネットワーク研究者《けんきゅうしゃ》デビッド・ランメルハルト(1942〜2011)が提唱《ていしょう》したアルゴリズム(計算方法《けいさんほうほう》)によって,複数《ふくすう》の層《そう》で構成《こうせい》されたニューラルネットワークの学習《がくしゅう》が可能《かのう》になりました。

また,人間《にんげん》の脳《のう》ではおよそ1000億《おく》ものニューロンが複雑《ふくざつ》に組《く》み合《あ》わさって,さまざまな情報処理《じょうほうしょり》を並行《へいこう》して行《おこな》っています。この並行《へいこう》して情報《じょうほう》処理《しょり》を行《おこな》う特性《とくせい》を,AIの研究《けんきゅう》にも取《と》り入《い》れるべきではないかという考《かんが》えがおきました。そこで,生《う》みだされたのが,並列分散処理《へいれつぶんさんしょり》(Parallel Distributed Processing:PDP)という考《かんが》え方《かた》です。このPDPの研究《けんきゅう》によって,ディープラーニングの技術《ぎじゅつ》は飛躍的《ひやくてき》に向上《こうじょう》していきました。

情報《じょうほう》をバラバラにして,並行《へいこう》して処理《しょり》する

PDPでは,人間《にんげん》の認知《にんち》や行動《こうどう》は,ニューロンによってつくられた複数《ふくすう》の層《そう》が連《つら》なって相互《そうご》に作用《さよう》し,情報《じょうほう》が分散処理《ぶんさんしょり》されると仮定《かてい》しました。たとえば,PDPの機能《きのう》が応用《おうよう》された翻訳《ほんやく》AIでは,文脈《ぶんみゃく》や単語《たんご》,文節《ぶんせつ》などの情報《じょうほう》をバラバラに並行《へいこう》して処理《しょり》しています。このように処理《しょり》することで効率的《こうりつてき》にAIの学習《がくしゅう》が進《すす》むのです。

※:ニューラルネットワークについては126ページで,ディープラーニングについては128ページでくわしく説明します。

脳《のう》のしくみをまねた 人工《じんこう》ニューロン

人間《にんげん》のニューロンと人工《じんこう》ニューロン

左《ひだり》ページには，人間《にんげん》の脳《のう》のニューロンの構造《こうぞう》を示《しめ》しました。右《みぎ》ページには，脳《のう》のニューロンを手本《てほん》に開発《かいはつ》された人工《じんこう》ニューロンを示《しめ》しました。

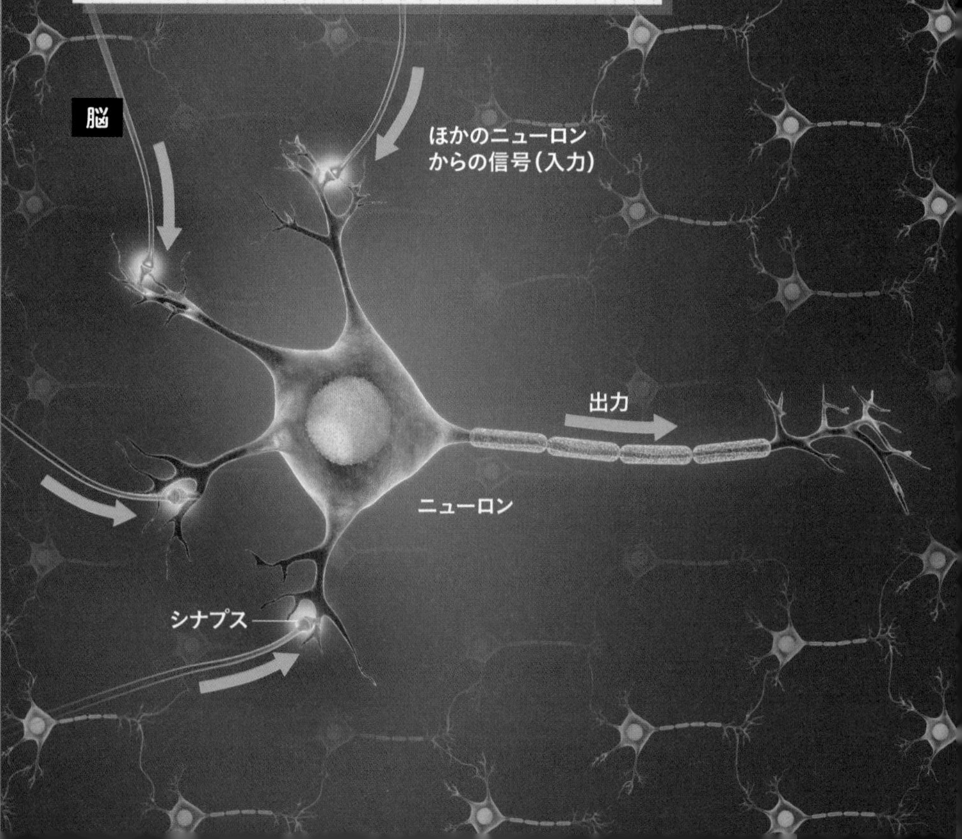

人《にん》間《げん》の脳《のう》では，銀河系《ぎんがけい》の星《ほし》の数《かず》に匹敵《ひってき》するほどのニューロンが集《あつ》まって，とても複雑《ふくざつ》なネットワークを形成《けいせい》しています（左《ひだり》ページの図《ず》）。ニューロンどうしは，「シナプス」とよばれる接続部分《せつぞくぶぶん》を通《つう》じて，電気信号《でんきしんごう》でほかの多数《たすう》のニューロンと情報《じょうほう》のやりとりを行《おこな》います。

ニューラルネットワークは，こうした脳《のう》のニューロンのはたらきを，コンピューター上《じょう》のプログラムで，人工的《じんこうてき》なニューロン（人工《じんこう》ニューロン）として再現《さいげん》します（右《みぎ》ページの図《ず》）。

人工《じんこう》ニューロンは，複数《ふくすう》の人工《じんこう》ニューロンから入力値《にゅうりょくち》（データ）を受《う》け取《と》り，その入力値《にゅうりょくち》に応《おう》じた計算《けいさん》をほどこした値《あたい》（出力値《しゅつりょくち》）を出力《しゅつりょく》します。ニューラルネットワークでは，多《た》数《すう》の人工《じんこう》ニューロンを人間《にんげん》の脳《のう》のように複数《ふくすう》の層《そう》に分《わ》けてつなげ，入力《にゅうりょく》値《ち》を次々《つぎつぎ》に変換《へんかん》していくことで情報《じょうほう》を処理《しょり》していくのです。

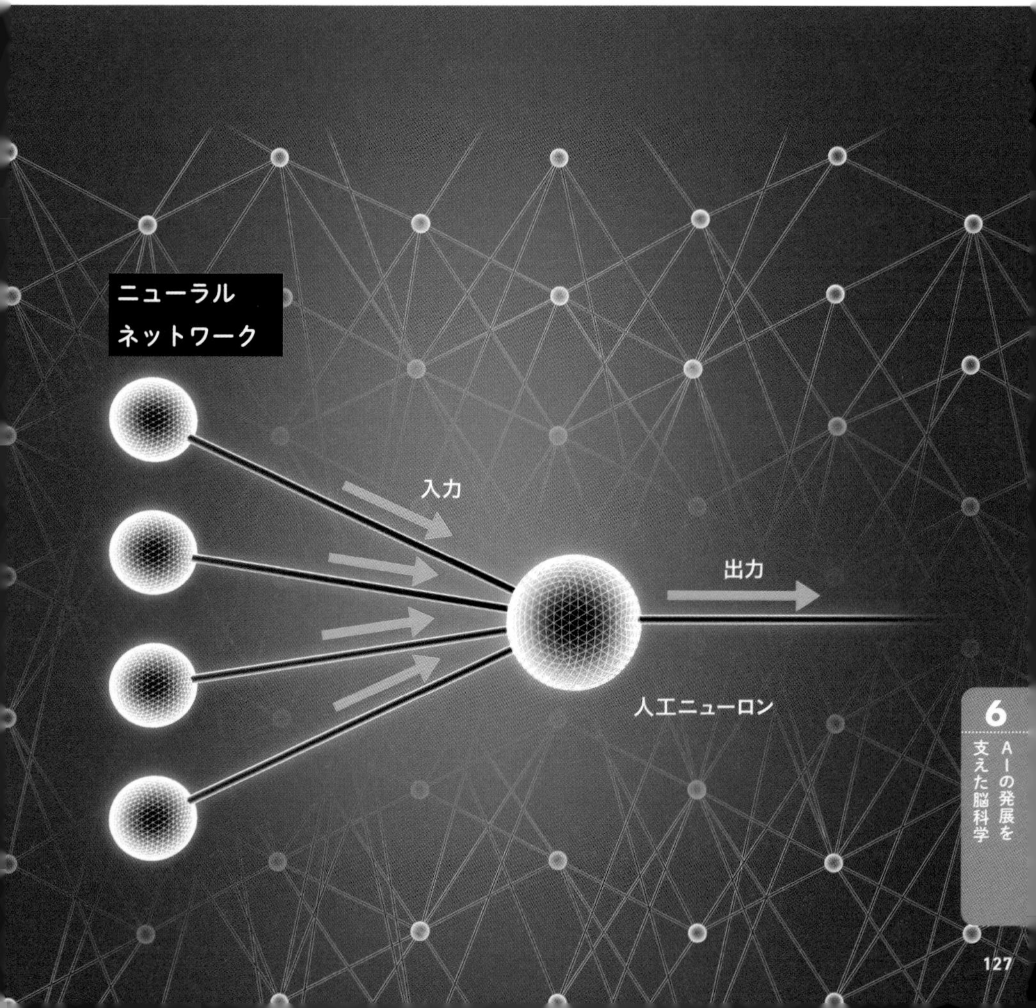

画像《がぞう》認識《にんしき》技術《ぎじゅつ》に革命《かくめい》をおこした「ディープラーニング」

ディープラーニングとは，ニューラルネットワークを応《おう》用《よう》し，人工《じんこう》ニューロンを多数《たすう》用《もち》いた複雑《ふくざつ》な層状《そうじょう》のネットワークで行《おこな》われる機械学習《きかいがくしゅう》の手法《しゅほう》です。

ディープラーニングでは，画像《がぞう》に含《ふく》まれる特徴《とくちょう》をAI自身《じしん》がみつけだし，みずから学習《がくしゅう》することができます。従来《じゅうらい》の機械学習《きかいがくしゅう》では，たとえば花《はな》の画像《がぞう》を見《み》て何《なん》の花《はな》かを判定《はんてい》するAIをつくりたければ，「色《いろ》と花《はな》びらの形《かたち》に注目《ちゅうもく》しなさい」というように，注目《ちゅうもく》すべき点《てん》を人《ひと》が教《おし》える必要《ひつよう》がありました。

しかしディープラーニングを使《つか》うと，大量《たいりょう》の画像《がぞう》を読《よ》みこませるだけで，注目《ちゅうもく》すべき特徴《とくちょう》をAIがみずから抽出《ちゅうしゅつ》してくれます。しかもAIが抽出《ちゅうしゅつ》する特徴《とくちょう》は，人《ひと》には認識《にんしき》できない微妙《びみょう》なものも含《ふく》まれています。**そのため，ディープラーニングを駆使《くし》することで，AIは人《ひと》よりも高《たか》い精度《せいど》で画像《がぞう》を認識《にんしき》できるようになったのです**。現在《げんざい》では，顔《かお》認証《にんしょう》や監視《かんし》カメラ映像《えいぞう》の分析《ぶんせき》など，社会《しゃかい》のさまざまな領域《りょういき》で画像認識《がぞうにんしき》AIが活用《かつよう》されています。

また，ディープラーニングは，「自然言語処理《しぜんげんごしょり》」の分野《ぶんや》にも革新《かくしん》をもたらしました。自然言語処理《しぜんげんごしょり》とは，私《わたし》たち人間《にんげん》どうしが日常的《にちじょうてき》に使《つか》っている言葉《ことば》(自然言語《しぜんげんご》)をコンピューターに処理《しょり》させる技《ぎ》術《じゅつ》のことです。

自然言語処理《しぜんげんごしょり》では，「言語《げんご》モデル」を使《つか》って文章《ぶんしょう》を生成《せいせい》します。言語《げんご》モデルとは，人間《にんげん》の言語《げんご》を理《り》解《かい》するための一連《いちれん》のプログラムのことです。言語《げんご》モデルを用《もち》いると，ある単語《たんご》の次《つぎ》にはどんな単語《たんご》が来《き》やすいかを学習《がくしゅう》させて，文章《ぶんしょう》を出《しゅつ》力《りょく》できます。正《ただ》しく出力《しゅつりょく》させるためには，AIに大量《たいりょう》の文章《ぶんしょう》を読《よ》みこませ，ある単語《たんご》の次《つぎ》にはどの単語《たんご》が来《き》やすいかの特徴《とくちょう》を認識《にんしき》させる必要《ひつよう》があります。ここにディープラーニングの技術《ぎじゅつ》がいかされたのです。

ディープラーニングで画像《がぞう》の特徴《とくちょう》をとらえる

ディープラーニング（深層学習《しんそうがくしゅう》）では，人工《じんこう》ニューロンを「入力層《にゅうりょくそう》」「中間層《ちゅうかんそう》（かくれ層《そう》）」「出力層《しゅつりょくそう》」に分《わ》け，画像《がぞう》の情報《じょうほう》を分析《ぶんせき》していきます。中間層《ちゅうかんそう》はさらにいくつもの層《そう》に分《わ》けることができます。このようにたくさんのニューラルネットワークの層《そう》を用《もち》いることから，深層学習《しんそうがくしゅう》とよばれるのです。

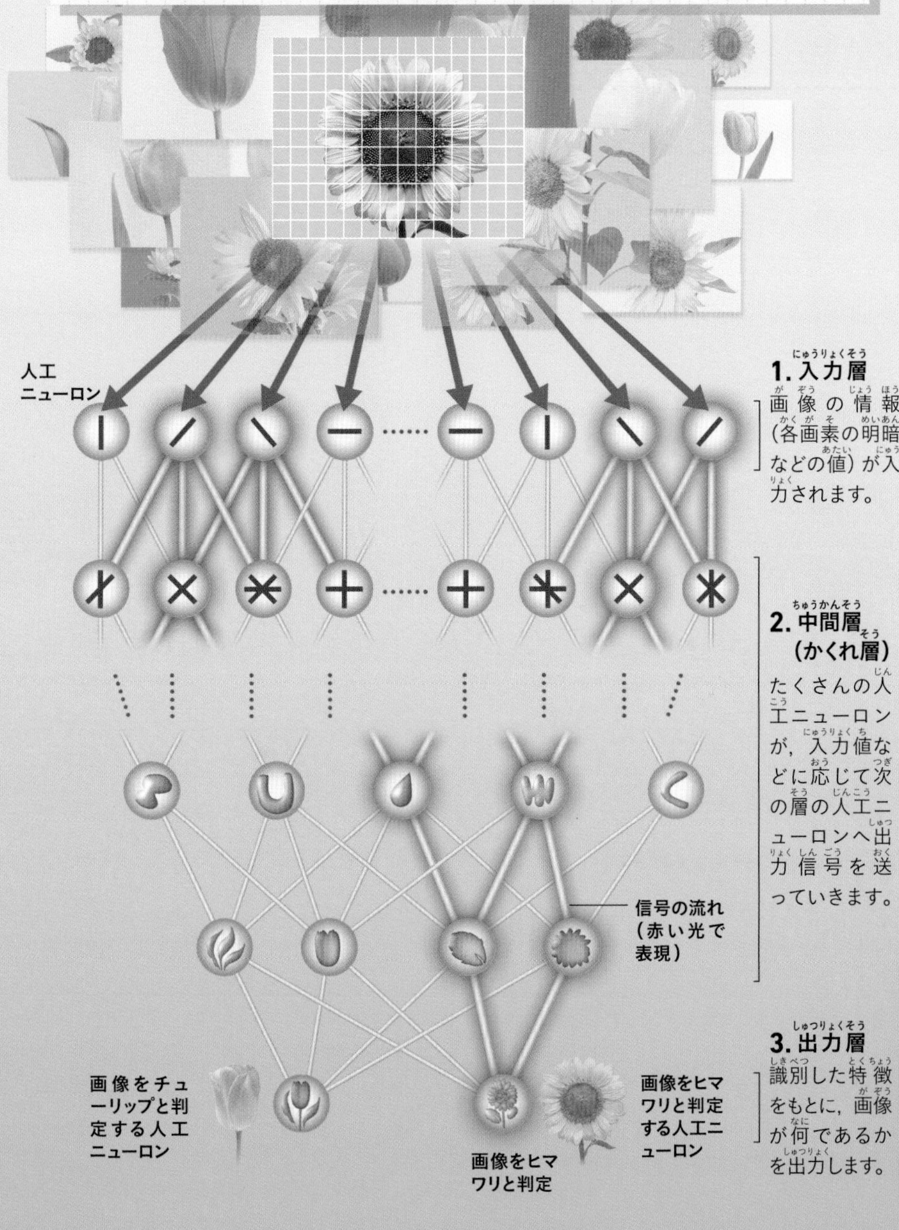

データの活用効率《かつようこうりつ》に「記憶《きおく》のしくみ」を使用《しよう》

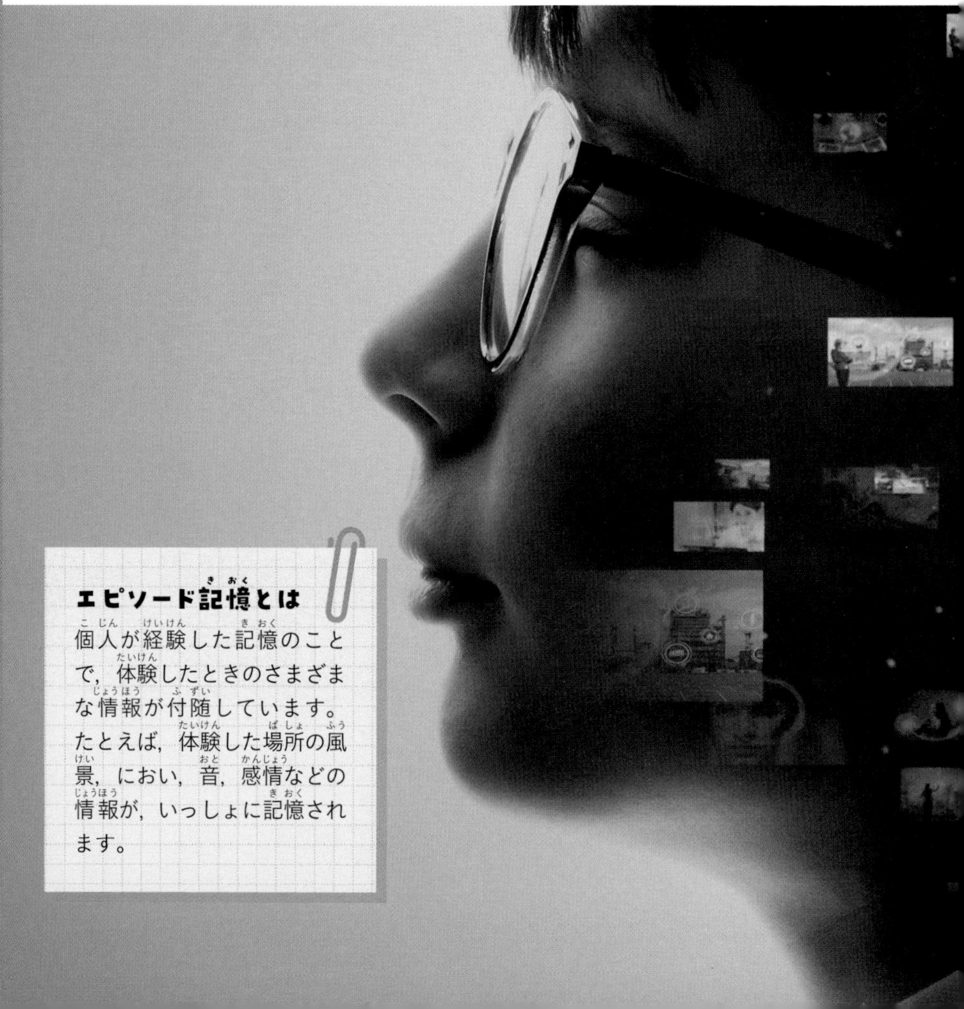

エピソード記憶《きおく》とは

個人《こじん》が経験《けいけん》した記憶《きおく》のことで，体験《たいけん》したときのさまざまな情報《じょうほう》が付随《ふずい》しています。たとえば，体験《たいけん》した場所《ばしょ》の風《ふう》景《けい》，におい，音《おと》，感情《かんじょう》などの情報《じょうほう》が，いっしょに記憶《きおく》されます。

イギリスの神経《しんけい》科学《かがく》研究者《けんきゅうしゃ》デイビッド・マー（1945～1980）は，生物《せいぶつ》の脳《のう》を含《ふく》む情報処理装置《じょうほうしょりそうち》を理解《りかい》するには，三《みっ》つの水準《すいじゅん》があるといっています。計算理論《けいさんりろん》，アルゴリズム，そしてハードウェアにおける実現《じつげん》です。

神経科学《しんけいかがく》は，計算理論《けいさんりろん》とアルゴリズムの分野《ぶんや》で脳《のう》の機能《きのう》を明《あき》らかにするために研究《けんきゅう》を行《おこな》っています。AIの技術《ぎじゅつ》の発展《はってん》には，脳《のう》のさまざまな研《けん》究《きゅう》が貢献《こうけん》していますが，神経科学《しんけいかがく》の研究成果《けんきゅうせいか》も，AIの開発《かいはつ》に取《と》り入《い》れられています。

たとえば，脳《のう》の記憶《きおく》の一《ひと》つに「エピソード記憶《きおく》」があります。これは個人《こじん》の経験《けいけん》が，さまざまな感覚情報《かんかくじょうほう》とともに記憶《きおく》されるというものです。

このエピソード記憶《きおく》には，過去《かこ》の経験情報《けいけんじょうほう》を脳内《のうない》で検索《けんさく》しやすくする特徴《とくちょう》があります。そして，過去《かこ》の失敗《しっぱい》や成功《せいこう》を新《あら》たに学習《がくしゅう》する「経験《けいけん》の再生《さいせい》」という考《かんが》え方《かた》が，AIのデータの活用効率《かつようこうりつ》を高《たか》めたのです。

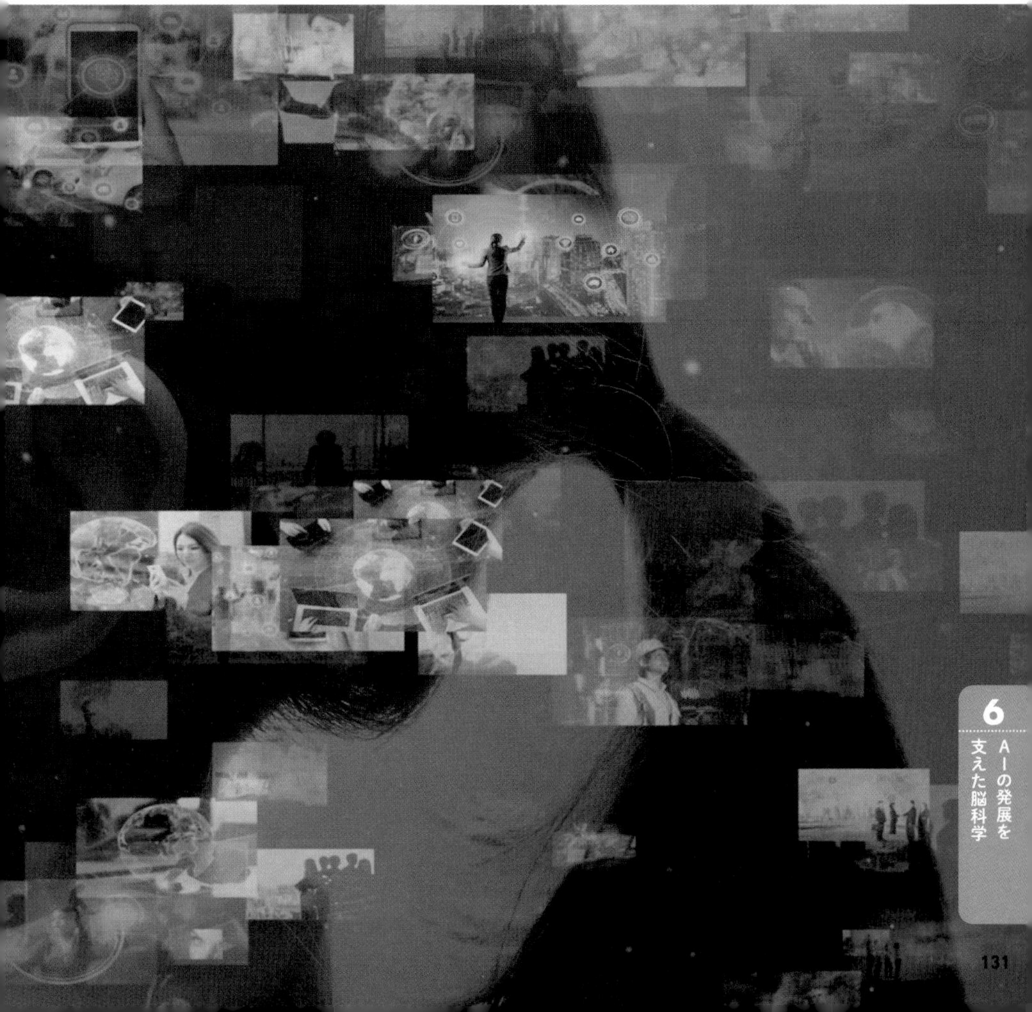

言語能力《げんごのうりょく》を飛躍的《ひやくてき》に高《たか》めた「ChatGPT」

話《わ》題《だい》の「ChatGPT」は，従来《じゅうらい》のAIチャットサービスよりも格段《かくだん》に自然《しぜん》な会話《かいわ》ができる「AIチャット（対話《たいわ》）サービス」の一種《いっしゅ》です（12ページ）。

ChatGPTに用《もち》いられているAI「GPT」には，2017年《ねん》にGoogleの研《けん》究《きゅう》チームが開発《かいはつ》した「Transformer」という技術《ぎじゅつ》が使《つか》われています。Transformerは，単語《たんご》どうしの関係《かんけい》性《せい》をつかんで文章《ぶんしょう》の次《つぎ》に来《く》る単語《たんご》を予測《よそく》するしくみです。

GPTは，インターネットなどから収《しゅう》集《しゅう》した膨大《ぼうだい》な文章《ぶんしょう》データを使《つか》って学《がく》習《しゅう》することで，ある文章《ぶんしょう》（質問《しつもん》や指《し》示《じ》）の次《つぎ》に来《く》る単語《たんご》として適切《てきせつ》である可能性《かのうせい》の高《たか》い単語《たんご》を次々《つぎつぎ》に予測《よそく》・出力《しゅつりょく》し，文章《ぶんしょう》（回答《かいとう》）を構成《こうせい》します。

ただし，学習《がくしゅう》ずみのGPTだけでは，人《ひと》と対話《たいわ》を行《おこな》うChatGPTに用《もち》いるには不十分《ふじゅうぶん》です。**そこでChatGPTの開発《かいはつ》では，自動《じどう》で行《おこな》われる事前学《じぜんがく》習《しゅう》のあとに，人《ひと》がつくったデータを用《もち》いた微調整《びちょうせい》が行《おこな》われました**。これによって，自然《しぜん》に対話《たいわ》できるようになり，不適切《ふてきせつ》な表現《ひょうげん》をしないようになるのです。

2. 事前学習《じぜんがくしゅう》をもとに次《つぎ》の単語《たんご》を出力《しゅつりょく》する

GPTは事前学習《じぜんがくしゅう》で学《まな》んださまざまな文章《ぶんしょう》をもとに，あたえられた文章《ぶんしょう》の次《つぎ》にはどのような単語《たんご》が来《く》る確率《かくりつ》が高《たか》いかを予測《よそく》し，次《つぎ》の単語《たんご》を出力《しゅつりょく》します。たとえば，「今日《きょう》」という単語《たんご》と「晴《は》れて」などの単語《たんご》の関係《かんけい》が深《ふか》い場合《ばあい》には，「晴《は》れて」という単語《たんご》を出力《しゅつりょく》します。

GPTは「次《つぎ》の単語《たんご》」を予測《よそく》しつづけている

GPTがある文章《ぶんしょう》をあたえられ，それにつづく文章《ぶんしょう》を生成《せいせい》するようすのイメージです。GPTは文章《ぶんしょう》のつづきを書《か》くというタスクをあたえられると，事前学習《じぜんがくしゅう》で行《おこな》った「穴埋《あなう》め問《もん》題《だい》」の結果《けっか》をもとに，文章《ぶんしょう》の次《つぎ》に来《く》る単語《たんご》として最《もっと》も確率《かくりつ》が高《たか》い単《たん》語《ご》を出力《しゅつりょく》します。ChatGPTも原理《げんり》は同様《どうよう》で，あたえられた文章《ぶんしょう》（質《しつ》問文《もんぶん》）の次《つぎ》につづく単語《たんご》として最《もっと》も確率《かくりつ》が高《たか》い単語《たんご》を出力《しゅつりょく》し，文章《ぶんしょう》（返答《へんとう》）を生成《せいせい》します。

1. 文章《ぶんしょう》のつづきを書《か》くタスクをGPTにあたえる

「今日《きょう》は」などの文章《ぶんしょう》の一部《いちぶ》をあたえて，そのつづきとなる文章《ぶんしょう》を書《か》くというタスクをGPTにあたえます。

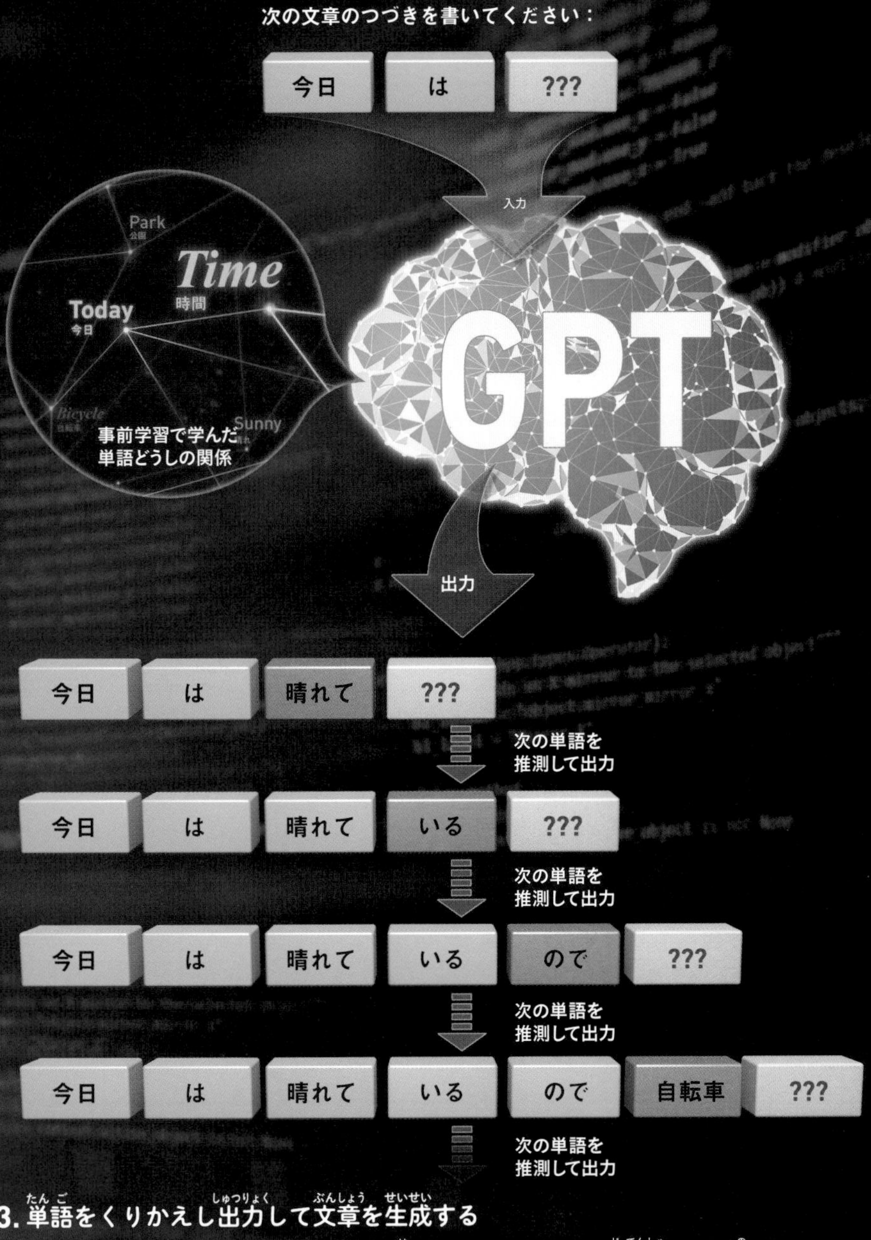

3. 単語《たんご》をくりかえし出力《しゅつりょく》して文章《ぶんしょう》を生成《せいせい》する

2.のプロセスをくりかえすことによって，「晴《は》れて」「いる」「ので」「自転車《じてんしゃ》」「に」「乗《の》って」「サイクリング」……などのように単語《たんご》を次々《つぎつぎ》と出力《しゅつりょく》し，文章《ぶんしょう》を生成《せいせい》します。

画像生成《がぞうせいせい》AIで脳《のう》の活動《かつどう》を画像化《がぞうか》

AIの進化《しんか》は，脳研究《のうけんきゅう》にも大《おお》きな影響《えいきょう》をあたえています。**大阪大学《おおさかだいがく》の研究《けんきゅう》チームは2023年《ねん》3月《がつ》，画像《がぞう》生成《せいせい》AIの「Stable Diffusion」を用《もち》いて脳《のう》の活動《かつどう》を高精細《こうせいさい》に画像化《がぞうか》することに成功《せいこう》しました**※1。画像生成《がぞうせいせい》AIとは，「こんな絵《え》をえがいて」と言葉《ことば》で指示《しじ》すると，それに応《おう》じた画像《がぞう》を生成《せいせい》してくれるAIです。

ヒトの視覚《しかく》は，脳《のう》の「視覚野《しかくや》」の信号《しんごう》によって生《しょう》じています。そのため視覚野《しかくや》の脳信号《のうしんごう》を解読《かいどく》できれば，原理的《げんりてき》には視覚《しかく》を再現《さいげん》できます。実《じつ》は，視覚野《しかくや》の情報《じょうほう》を「画像《がぞう》デコーダー」というAIに入力《にゅうりょく》し，画像化《がぞうか》する技術《ぎじゅつ》はすでにありました。ただし，従来《じゅうらい》の方法《ほうほう》ではfMRIを使《つか》って脳信号《のうしんごう》を間接的《かんせつてき》に取得《しゅとく》するため，あいまいな画像《がぞう》しか再現《さいげん》できませんでした。Stable Diffusionを用《もち》いてその課題《かだい》を克服《こくふく》しようとしたのです。

実験《じっけん》の流《なが》れを簡単《かんたん》に説明《せつめい》しましょう。まず，ある画像《がぞう》を被験者《ひけんしゃ》に見《み》せ，そのときの視覚野《しかくや》の脳信号《のうしんごう》をfMRIで取得《しゅとく》します。そして，fMRIのデータを画像《がぞう》デコーダーに入力《にゅうりょく》し，画像《がぞう》をいったん再現《さいげん》します。再現《さいげん》された画像《がぞう》のデータは，Stable Diffusionの学習用《がくしゅうよう》に用《もち》いられます。

Stable Diffusionから画像《がぞう》を出力《しゅつりょく》させるためには，画像《がぞう》をあらわすテキストが必要《ひつよう》です。実《じつ》はこのテキストも，被験者《ひけんしゃ》のfMRIデータから読《よ》み取《と》ることができます。たとえばあなたがリンゴを見《み》ているとき，脳《のう》はそれが言語的《げんごてき》に「リンゴ」であるということを，「高次視覚野《こうじしかくや》」という領域《りょういき》で理解《りかい》しています。その高次視覚野《こうじしかくや》の脳信号《のうしんごう》から取得《しゅとく》した言語情報《げんごじょうほう》をStable Diffusionに入力《にゅうりょく》したのです。

すると，出力《しゅつりょく》された画像《がぞう》は，高精度《こうせいど》に再現《さいげん》されていました。**この技術《ぎじゅつ》を応用《おうよう》することで，ヒトが脳内《のうない》で思《おも》いうかべているイメージや夢《ゆめ》の内容《ないよう》を解読《かいどく》し，高精度《こうせいど》に再現《さいげん》することも可能《かのう》になるかもしれません。**

※1：Takagi Y and Nishimoto S. High-resolution image reconstruction with latent diffusion models from human brain activity. bioRxiv. doi.org/10.1101/2022.11.18.517004.

Stable Diffusionがえがきだした脳内《のうない》の画像《がぞう》

下《した》の画像《がぞう》の上段《じょうだん》には被験者《ひけんしゃ》が見《み》た画像《がぞう》を，下段《げだん》には被験者《ひけんしゃ》の脳活動《のうかつどう》をもとにStable Diffusionが再現《さいげん》した画像《がぞう》を示《しめ》しました。被験者《ひけんしゃ》の視覚《しかく》データ，そして被験者《ひけんしゃ》が何《なに》を見《み》ているかを言語的《げんごてき》にあらわすデータはどちらもfMRIによって取得《しゅとく》され，それぞれ「画像《がぞう》デコーダー」「テキストデコーダー」というAIを通《つう》じてStable Diffusionに入力《にゅうりょく》されます。その結果《けっか》，これらの画像《がぞう》が再現《さいげん》されたのです。

被験者《ひけんしゃ》が見《み》た画像《がぞう》※2

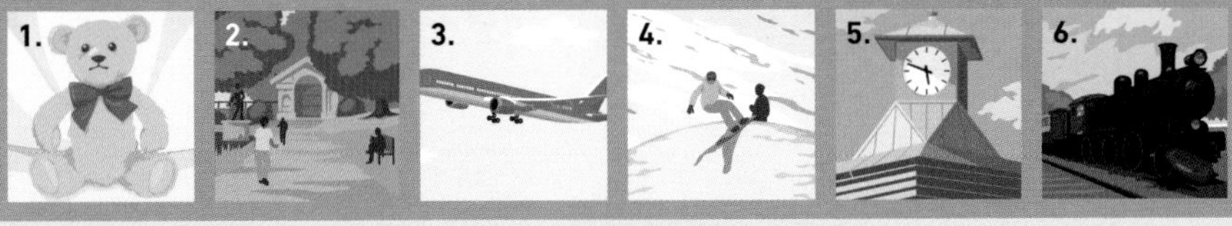

※2：著作権の都合により，「被験者が見た画像」を模写したイラストを掲載しております。

Stable Diffusion が再現《さいげん》した画像《がぞう》

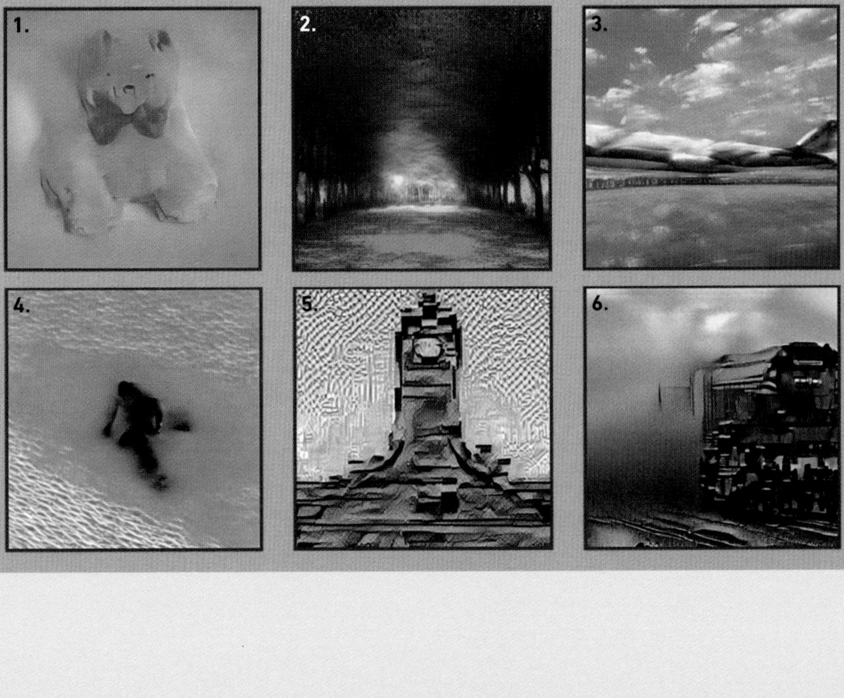

Column

コーヒーブレイク

COFFEE BREAK

分単位《ふんたんい》の時間《じかん》を知覚《ちかく》する海馬《かいば》と線条体《せんじょうたい》

東《とう》京大学《きょうだいがく》の研究《けんきゅう》チームは，動物《どうぶつ》の脳《のう》の海馬《かいば》と線条体《せんじょうたい》のニューロンが，分単位《ふんたんい》の時間《じかん》の流《なが》れに対応《たいおう》して活動《かつどう》していることを発見《はっけん》しました。海馬《かいば》は，エピソード記憶《きおく》に関《かん》する重要《じゅうよう》な脳《のう》の部位《ぶい》であり，線条体《せんじょうたい》は意思決定《いしけってい》や運動《うんどう》の実行《じっこう》をするときに重要《じゅうよう》な脳《のう》の部位《ぶい》です。

実験《じっけん》では，25センチメートル四方《しほう》の部屋《へや》にラットを入《い》れ，部屋《へや》の一角《いっかく》の機械《きかい》から，5分《ふん》おきにエサ（報酬《ほうしゅう》）が提供《ていきょう》されるようにします。ラットは，5分《ふん》おきにエサを獲得《かくとく》する訓練《くんれん》を受《う》けますが，学習《がくしゅう》が強化《きょうか》されると，訓練《くんれん》されたラットは機械《きかい》からエサが提供《ていきょう》される窓《まど》を5分《ふん》おきに確認《かくにん》するようになりました。このことは，時間経過《じかんけいか》によってエサへの期待《きたい》が高《たか》まっていることを示《しめ》します。

ところが，訓練《くんれん》されたラットの海馬《かいば》のはたらきを抑制《よくせい》したところ，いくら時間《じかん》が経過《けいか》しても強化《きょうか》された行動《こうどう》を示《しめ》しませんでした。このことから，海馬《かいば》が将来《しょうらい》の報酬《ほうしゅう》を予測《よそく》して，行動《こうどう》を選択《せんたく》するときに重要《じゅうよう》な役《やく》割《わり》を果《は》たしていることがわかりました。

次《つぎ》に，ラットの海馬《かいば》と線条体《せんじょうたい》に電極《でんきょく》を埋《う》めこんでニューロンの活動《かつどう》を記録《きろく》しました。すると，およそ25％のニューロンが，時間経過《じかんけいか》にともなって活動頻度《かつどうひんど》を増減《ぞうげん》させていることがわかりました。また，特定《とくてい》の時間《じかん》に活動《かつどう》を高《たか》めることも発見《はっけん》されています。

こうした神経活動《しんけいかつどう》は，訓練当初《くんれんとうしょ》はみられませんでしたが，訓練《くんれん》をくりかえすことであらわれるようになったのです。

こうした実験結果《じっけんけっか》から，次《つぎ》の三《みっ》つがわかりました。①ラットは海馬《かいば》や線条体《せんじょうたい》にあるニューロンによって，時間《じかん》の長《なが》さを認識《にんしき》しているということ。②海馬《かいば》や線条体《せんじょうたい》の神経活動《しんけいかつどう》は，分単位《ふんたんい》での時間《じかん》を認識《にんしき》しているということ。③将来《しょうらい》の報酬《ほうしゅう》を予測《よそく》する脳《のう》の神経活動《しんけいかつどう》は，経験《けいけん》によってつくられていること。

この研究《けんきゅう》によって，時間経過《じかんけいか》に対応《たいおう》した脳《のう》のしくみの一部《いちぶ》が明《あき》らかにされたのです。

海馬《かいば》と線条体《せんじょうたい》のニューロンが時間《じかん》を感知《かんち》している

大脳辺縁系《だいのうへんえんけい》に位置《いち》する海馬《かいば》を強調《きょうちょう》した図《ず》です。動物《どうぶつ》がより多《おお》くの報酬《ほうしゅう》を得《え》るためには，過去《かこ》の経験《けいけん》から未来《みらい》を予測《よそく》する能力《のうりょく》が必要《ひつよう》になります。未来《みらい》を予測《よそく》するためには時間《じかん》を感知《かんち》する必要《ひつよう》が出《で》てきます。これまで報酬《ほうしゅう》のための時間感知《じかんかんち》のニューロンのしくみは明《あき》らかではありませんでした。

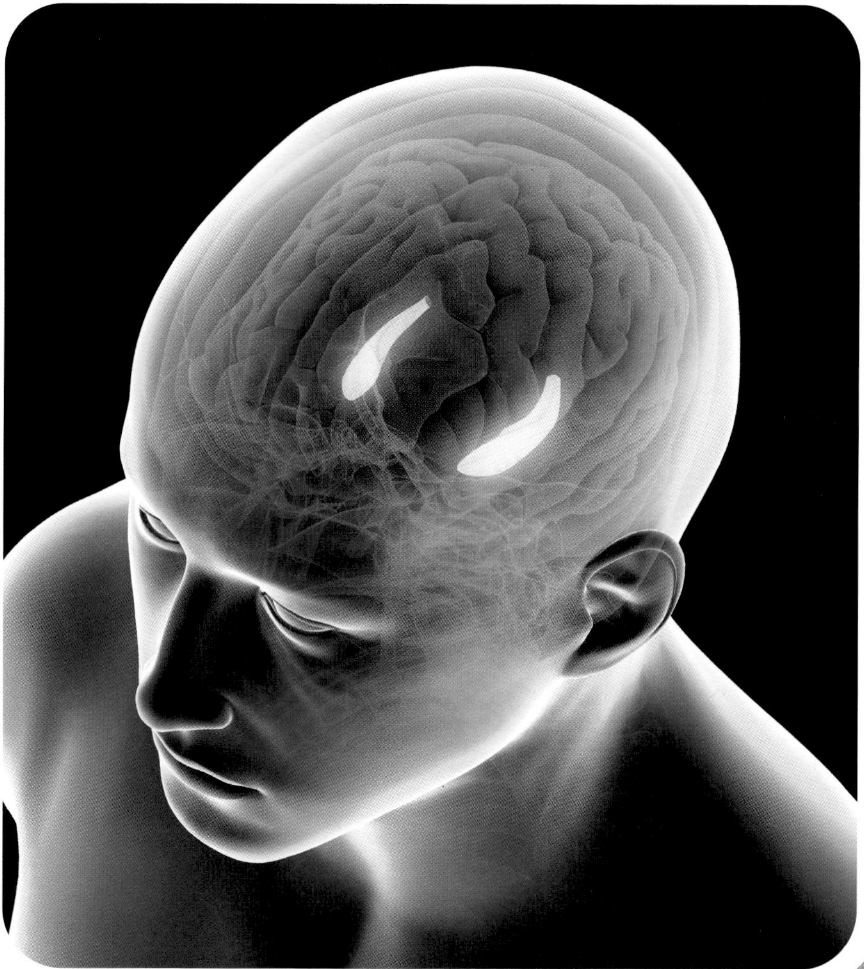

参考文献：Shikano Y, et al. Minute-encoding neurons in hippocampal-striatal circuits. Curr Biol. 2021; 31: 1438-1449.

用語集《ようごしゅう》

AI（Artificial Intelligence）

AIに関《かん》する確立《かくりつ》した定義《ていぎ》はなく，人間《にんげん》の思考《しこう》プロセスと同《おな》じような形《かたち》で動作《どうさ》するプログラム，あるいは人間《にんげん》が知的《ちてき》と感《かん》じる情報処理《じょうほうしょり》・技術《ぎじゅつ》といった広《ひろ》い概念《がいねん》で理解《りかい》されされている。

BMI（Brain-Machine Interface）

ヒトの脳《のう》とコンピューターを直接《ちょくせつ》つなぎ，考《かんが》えたとおりにスマホなどを操作《そうさ》できる技術《ぎじゅつ》。

fMRI（functional magnetic resonance imaging）

脳《のう》の活動《かつどう》を測定《そくてい》し，画像化《がぞうか》する手法《しゅほう》。体《からだ》の内部《ないぶ》の構造《こうぞう》を見《み》ることができる「MRI」という手法《しゅほう》（装置《そうち》）を応用《おうよう》して，ニューロンの活動《かつどう》によって生《しょう》じた血流《けつりゅう》の変化《へんか》をとらえる。

アルゴリズム

問題《もんだい》を解決《かいけつ》するための手順《てじゅん》や計算方法《けいさんほうほう》。その手順《てじゅん》や計算方法《けいさんほうほう》に沿《そ》っていれば，だれでも同《おな》じ答《こた》えを得《え》られるもの。

ウェアラブルデバイス

手首《てくび》や腕《うで》，頭《あたま》などに装着《そうちゃく》できるデバイス（情報端末《じょうほうたんまつ》）。代表的《だいひょうてき》な例《れい》として，腕時計《うでどけい》のように手首《てくび》に装着《そうちゃく》するスマートウォッチ，メガネのように装着《そうちゃく》するスマートグラスがある。

エピソード記憶《きおく》

個人《こじん》が経験《けいけん》したできごとに，視覚《しかく》，聴覚《ちょうかく》，臭覚《しゅうかく》といった感覚情報《かんかくじょうほう》や感情《かんじょう》などが付随《ふずい》され，いっしょに保管《ほかん》された長期記憶《ちょうききおく》。

間脳《かんのう》

視床《ししょう》と視床下部《ししょうかぶ》からなる。視床《ししょう》には，嗅覚以外《きゅうかくいがい》の感覚情報《かんかくじょうほう》が集《あつ》まり，大脳《だいのう》へ伝《つた》えられる。視床下部《ししょうかぶ》は自律神経系《じりつしんけいけい》や内分泌系《ないぶんぴつけい》（ホルモン）の中枢《ちゅうすう》で，体内環境《たいないかんきょう》のバランスをコントロールする。

軸索《じくさく》

ニューロンどうしをつなぐ，“ケーブル”の役割《やくわり》を果《は》たす。表面《ひょうめん》にある「ナトリウムイオンチャネル」が開《ひら》くと，電気《でんき》を帯《お》びた「ナトリウムイオン」が流《なが》れこみ，軸索内部《じくさくないぶ》に電流《でんりゅう》が発生《はっせい》する。それを感知《かんち》した隣《となり》のナトリウムイオンチャネルが開《ひら》く……という反応《はんのう》の連鎖《れんさ》で電気信号《でんきしんごう》が末端《まったん》まで伝《つた》わる。

シナプス

ニューロンの末端《まったん》に存在《そんざい》する構造《こうぞう》。情報《じょうほう》の送《おく》り手《て》となるシナプスから神経伝達物質《しんけいでんたつぶっしつ》が放出《ほうしゅつ》されると，神経伝達物質《しんけいでんたつぶっしつ》は，受《う》け手《て》となるシナプスにある「受容体《じゅようたい》」にくっつく。これがきっかけとなり，受《う》け手《て》のニューロン内《ない》で電気信号《でんきしんごう》が発生《はっせい》する。

小脳《しょうのう》

手足《てあし》の動《うご》き（歩行《ほこう》）や姿勢維持《しせいいじ》，平衡感覚《へいこうかんかく》，眼球運動《がんきゅううんどう》の制御《せいぎょ》などをになう。また，「体《からだ》が覚《おぼ》える」といわれる運動機能《うんどうきのう》に深《ふか》くかかわっている。

線条体《せんじょうたい》

大脳基底核《だいのうきていかく》を代表《だいひょう》する部位《ぶい》で，被殻《ひかく》と尾状核《びじょうかく》からなる。運動機能《うんどうきのう》や意思決定《いしけってい》にかかわる。

前頭前野《ぜんとうぜんや》

額《ひたい》のすぐうしろにある脳《のう》の部位《ぶい》。記憶《きおく》や感情《かんじょう》の制御《せいぎょ》，行動《こうどう》の抑制《よくせい》など高度《こうど》な精神活動《せいしんかつどう》をになう。

大脳皮質《だいのうひしつ》

ヒトの脳《のう》の大部分《だいぶぶん》を占《し》める大脳《だいのう》の表面《ひょうめん》をおおう，シワシワの部分《ぶぶん》。前頭葉《ぜんとうよう》，頭頂葉《とうちょうよう》，側頭葉《そくとうよう》，後頭葉《こうとうよう》の四《よっ》つの領域《りょういき》に分《わ》かれる。

大脳基底核《だいのうきていかく》

大脳皮質《だいのうひしつ》と視床《ししょう》・脳幹《のうかん》を結《むす》びつけている神経核《しんけいかく》の集《あつ》まり。線条体《せんじょうたい》，淡蒼球《たんそうきゅう》，黒質《こくしつ》，視床下核《ししょうかかく》などからなり，随意運動《ずいいうんどう》，認知機能《にんちきのう》，感情《かんじょう》，動機《どうき》づけ，学習《がくしゅう》などをになう。

大脳辺縁系《だいのうへんえんけい》

大脳《だいのう》の奥深《おくぶか》くの大脳基底核《だいのうきていかく》を取《と》り巻《ま》くような領《りょう》

域《いき》。帯状回《たいじょうかい》，扁桃体《へんとうたい》，海馬《かいば》，側坐核《そくざかく》などからなり，感情《かんじょう》や本能的行動《ほんのうてきこうどう》，自律神経《じりつしんけい》，地理的《ちりてき》な風景《ふうけい》や顔《かお》認識《にんしき》といった記憶《きおく》をつかさどる。

タスク

ITの分野《ぶんや》では「コンピューター内《ない》でOSが処理《しょり》する仕事《しごと》の単位《たんい》」を示《しめ》し，IT以外《いがい》のビジネスシーンでも「自分《じぶん》に任《まか》された仕事《しごと》（作業《さぎょう》）」という意味《いみ》で使《つか》われている。同時並行《どうじへいこう》で複数《ふくすう》のタスク処理《しょり》ができることを「マルチタスク」とよぶ。

短期記憶《たんききおく》

はじめて会《あ》った人《ひと》の名前《なまえ》など，意識的《いしきてき》にとどめておく必要《ひつよう》のある記憶《きおく》は海馬《かいば》に送《おく》られ，短期記憶《たんききおく》として一時保存《いちじほぞん》される。

中脳《ちゅうのう》

視覚《しかく》や聴覚《ちょうかく》の情報《じょうほう》を中継《ちゅうけい》したり，運動《うんどう》の制御《せいぎょ》にかかわったりする。

長期記憶《ちょうききおく》

短期記憶《たんききおく》として海馬《かいば》に一時的《いちじてき》に保存《ほぞん》されていたものが，内容《ないよう》をくりかえすことで海馬《かいば》から大脳皮質《だいのうひしつ》に送《おく》られ，固定化《こていか》された記憶《きおく》。

ディープラーニング（深層学習《しんそうがくしゅう》）

ヒトのニューロンのしくみをまねたニューラルネットワークを多層《たそう》に重《かさ》ねることで，学習能力《がくしゅうのうりょく》を高《たか》めた機械学習《きかいがくしゅう》の手法《しゅほう》の一《ひと》つ。

テクノフェレンス

スマホなどのデジタル機器《きき》の使用《しよう》によって親子《おやこ》のコミュニケーションが阻害《そがい》され，生活《せいかつ》や子供《こども》の発《はっ》達《たつ》に悪影響《あくえいきょう》をおよぼすこと。

手《て》つづき記憶《きおく》

長期記憶《ちょうききおく》の一種《いっしゅ》で，自転車《じてんしゃ》の乗《の》り方《かた》や泳《およ》ぎ方《かた》など，技術《ぎじゅつ》やノウハウを保持《ほじ》するもの。

ドーパミン

神経伝達物質《しんけいでんたつぶっしつ》の一《ひと》つ。脳内《のうない》の報酬系《ほうしゅうけい》の活動《かつどう》において中心的《ちゅうしんてき》な役割《やくわり》を果《は》たし，運動《うんどう》，学習《がくしゅう》，感情《かんじょう》，意《い》欲《よく》，ホルモンの調整《ちょうせい》などに関与《かんよ》する。

ニューロン

脳《のう》を構成《こうせい》する神経細胞《しんけいさいぼう》。核《かく》のある「細胞体《さいぼうたい》」，細《さい》胞体《ぼうたい》からのびた「樹状突起《じゅじょうとっき》」と「軸索《じくさく》」からなる。ヒトの脳《のう》ではおよそ1000億個《おくこ》のニューロンが，一《ひと》つのネットワークを構成《こうせい》している。

背外側前頭前野《はいがいそくぜんとうぜんや》

霊長類《れいちょうるい》の脳《のう》の前頭前野《ぜんとうぜんや》に含《ふく》まれる領域《りょういき》。ヒトの脳《のう》の中《なか》で最《もっと》も新《あたら》しく派生《はせい》した部位《ぶい》の一《ひと》つ。合理的《ごうりてき》な考《かんが》え方《かた》や意思決定《いしけってい》，情動《じょうどう》の抑制《よくせい》などにかかわる。

白質《はくしつ》

大脳皮質《だいのうひしつ》の内側《うちがわ》にある，ニューロンからのびた神《しん》経線維《けいせんい》の束《たば》。

光《ひかり》トポグラフィー

微弱《びじゃく》な近赤外線《きんせきがいせん》を利用《りよう》して脳《のう》の血流変化《けつりゅうへんか》を測定《そくてい》し，画像化《がぞうか》する装置《そうち》。

ブルーライト

可視光《かしこう》（目《め》にみえる光《ひかり》）の中《なか》の，青色《あおいろ》の波長域《はちょういき》の光《こう》線《せん》。PCやスマホの画面《がめん》から発《はっ》せられるブルーライトは，目《め》や身体《しんたい》に大《おお》きな負担《ふたん》をかけるといわれている。

扁桃体《へんとうたい》

大脳辺縁系《だいのうへんえんけい》を構成《こうせい》する要素《ようそ》の一《ひと》つで，海馬《かいば》の内側《うちがわ》（左右《さゆう》）にある。恐怖《きょうふ》や不安《ふあん》といったマイナスの情動《じょうどう》に深《ふか》くかかわる。

報酬系《ほうしゅうけい》

ヒト（動物《どうぶつ》）の脳《のう》において，欲求《よっきゅう》が満《み》たされたときや，欲求《よっきゅう》が満《み》たされると期待《きたい》できるときなどに活性化《かっせいか》される神経回路《しんけいかいろ》。

レコメンド機能《きのう》

利用者《りようしゃ》の閲覧記録《えつらんきろく》などをAIに学習《がくしゅう》させ，好《この》みに合《あ》った情報《じょうほう》をPCやスマホに表示《ひょうじ》させる機能《きのう》。

おわりに

これで「スマホ脳《のう》と運動脳《うんどうのう》」はおわりです。いかがでしたか。

スマホの危険性《きけんせい》やメリット，上手《じょうず》なつきあい方《かた》などを紹介《しょうかい》しました。SNSの「いいね」が脳《のう》の報酬系《ほうしゅうけい》を刺激《しげき》するなど，興味《きょうみ》深《ぶか》いことが多《おお》かったと思《おも》います。スマホが脳《のう》にあたえる影響《えいきょう》についてはまだ研究途上《けんきゅうとじょう》ですが，スマホを敵《てき》にするのも味方《みかた》にするのも，私《わたし》たちの使《つか》い方《かた》しだいなのかもしれません。

運動《うんどう》と脳《のう》のかかわりについても現時点《げんじてん》では未解明《みかいめい》な部分《ぶぶん》も多《おお》いですが，運動《うんどう》で筋肉《きんにく》をきたえると健康状態《けんこうじょうたい》が維持《いじ》され，寿《じゅ》命《みょう》にも影響《えいきょう》することが近年明《きんねんあき》らかにされています。適度《てきど》な運動《うんどう》を習慣化《しゅうかんか》することに損《そん》はないようです。

後半《こうはん》で紹介《しょうかい》した「報酬効果《ほうしゅうこうか》」や「意思決定《いしけってい》」などは，これまでの脳科学《のうかがく》の研究《けんきゅう》で明《あき》らかにされたものです。また，AIの飛《ひ》躍的《やくてき》な向上《こうじょう》には，脳科学《のうかがく》の知見《ちけん》が貢献《こうけん》しています。

脳科学《のうかがく》は日進月歩《にっしんげっぽ》しています。スマホや運動《うんどう》と脳《のう》との関係《かんけい》についても，近《ちか》い将来《しょうらい》，大《おお》きな発見《はっけん》があるかもしれません。

Staff

Editorial Management	中村真哉
Cover Design	秋廣翔子
Design Format	村岡志津加（Studio Zucca）
Editorial Staff	上月隆志，佐藤貴美子

Photograph

12-13	Ascannio/stock.adobe.com
14-15	reewungjunerr/stock.adobe.com
15	Tiko/stock.adobe.com
16-17	kieferpix/stock.adobe.com,
17	【SNS】BillionPhotos.com/stock.adobe.com，【AI】Elnur/stock.adobe.com
20-21	Aaron/stock.adobe.com
22-23	sdecoret/stock.adobe.com
25	【脳】peterschreiber.media/stock.adobe.com
27	Tiko/stock.adobe.com
28-29	JackF/stock.adobe.com
30-31	reewungjunerr/stock.adobe.com
32-33	peshkova/stock.adobe.com
38-39	Lee/stock.adobe.com
39	kite_rin/stock.adobe.com
40-41	【時計】khukri/stock.adobe.com,【スクリーンタイム】sdx15/stock.adobe.com,【スケジュール】Picturesnews/stock.adobe.com
42-43	【部屋】Photographee.eu/stock.adobe.com,【プッシュ通知】Kannapat/stock.adobe.com,【カバン】Kabardins photo/stock.adobe.com,【時計】Tiko/stock.adobe.com,【スマホ】hakinmhan/stock.adobe.com
44-45	【デスク】bongkarn/stock.adobe.com,【SNS】BillionPhotos.com/stock.adobe.com,【アプリ】Kaspars Grinvalds/stock.adobe.com
46-47	kite_rin/stock.adobe.com
48-49	issaronow/stock.adobe.com
50-51	Natalia/stock.adobe.com
52-53	Lee/stock.adobe.com
55	Jacob Lund/stock.adobe.com
57	Metamorworks/stock.adobe.com
61	アフロ
69	Dan Race/stock.adobe.com
70-71	Metamorworks/stock.adobe.com
72-73	maru54/stock.adobe.com
74-75	Богдан Маліцький /stock.adobe.com
76-77	Ni23/stock.adobe.com
78-79	kras99/stock.adobe.com
79	beeboys/stock.adobe.com
80-81	Marijus/stock.adobe.com
82-83	Destina/stock.adobe.com
84-85	kras99/stock.adobe.com
89	beeboys/stock.adobe.com
90-91	takasu/stock.adobe.com
92-93	Drobot Dean/stock.adobe.com
94-95	Sunny studio/stock.adobe.com
101	peterschreiber.media/stock.adobe.com
102-103	ra2 studio/stock.adobe.com
103	VCostello77/stock.adobe.com
104-105	Rummy & Rummy/stock.adobe.com
107	VCostello77/stock.adobe.com
109	ra2 studio/stock.adobe.com
110-111	sutadimages/stock.adobe.com
112-113	kras99/stock.adobe.com
114-115	imacoconut/stock.adobe.com
116-117	Buritora/stock.adobe.com
118-119	olly/stock.adobe.com
124-125	hiro/stock.adobe.com
130-131	metamorworks/stock.adobe.com
135	Yu Takagi et al.
137	SciePro/stock.adobe.com

Illustration

表紙カバー	Newton Press
表紙	Newton Press
2	Newton Press
8	金井裕也，黒田清桐
9	奥本裕志
11	Newton Press
15	Newton Press
19	Newton Press
23	Newton Press
25	Newton Press
27	Newton Press
29	Newton Press
31	Newton Press
33～37	Newton Press
47～48	Newton Press
50	Newton Press
56～59	Newton Press（credit ①を加筆改変）
60	Newton Press（資料提供：脳情報通信融合研究センター 内藤栄一）
62-63	Newton Press（credit ①を加筆改変）
64-65	Newton Press（写真提供：慶應義塾大学久保健一郎）
66-67	Newton Press
69	Newton Press（credit ①を加筆改変）
86-87	Newton Press
97	NADARAKA Inc.
99	NADARAKA Inc.
110	Newton Press
112-113	Newton Press
120-121	Nwrton Press・石井恭子
122-123	Newton Press
126-127	Newton Press
129	Newton Press
132-133	Newton Press・石井恭子
141	Newton Press
credit ①	BodyParts3D, Copyright© 2008 ライフサイエンス統合データベースセンター licensed by CC 表示－継承 2.1 日本 "（http://lifesciencedb.jp/bp3d/info/license/index.html）

本書は主に，ニュートン別冊『スマホ脳と運動脳』，Newton2023年7月号『ChatGPTの衝撃』の一部記事を抜粋し，大幅に加筆・再編集したものです。

監修者略歴：

髙橋 英彦／たかはし・ひでひこ
東京医科歯科大学大学院医歯学総合研究科精神行動医科学主任教授。博士（医学）。東京医科歯科大学医学部医学科卒業。専門は統合失調症，依存症，脳画像。現在の研究テーマは，人工知能技術を用いた精神疾患のバイオマーカーの探索や新規治療法の開発など。

超《ちょう》絵《え》解《かい》本《ぼん》

科学《かがく》の力《ちから》で脳《のう》のパフォーマンスを高《たか》める

ヒトの脳《のう》はこんなにすごい！ スマホ脳《のう》と運動脳《うんどうのう》

2023年12月1日発行

発行人 高森康雄
編集人 中村真哉
発行所 株式会社 ニュートンプレス
〒112-0012東京都文京区大塚3-11-6
https://www.newtonpress.co.jp
電話 03-5940-2451

ISBN978-4-315-52757-5

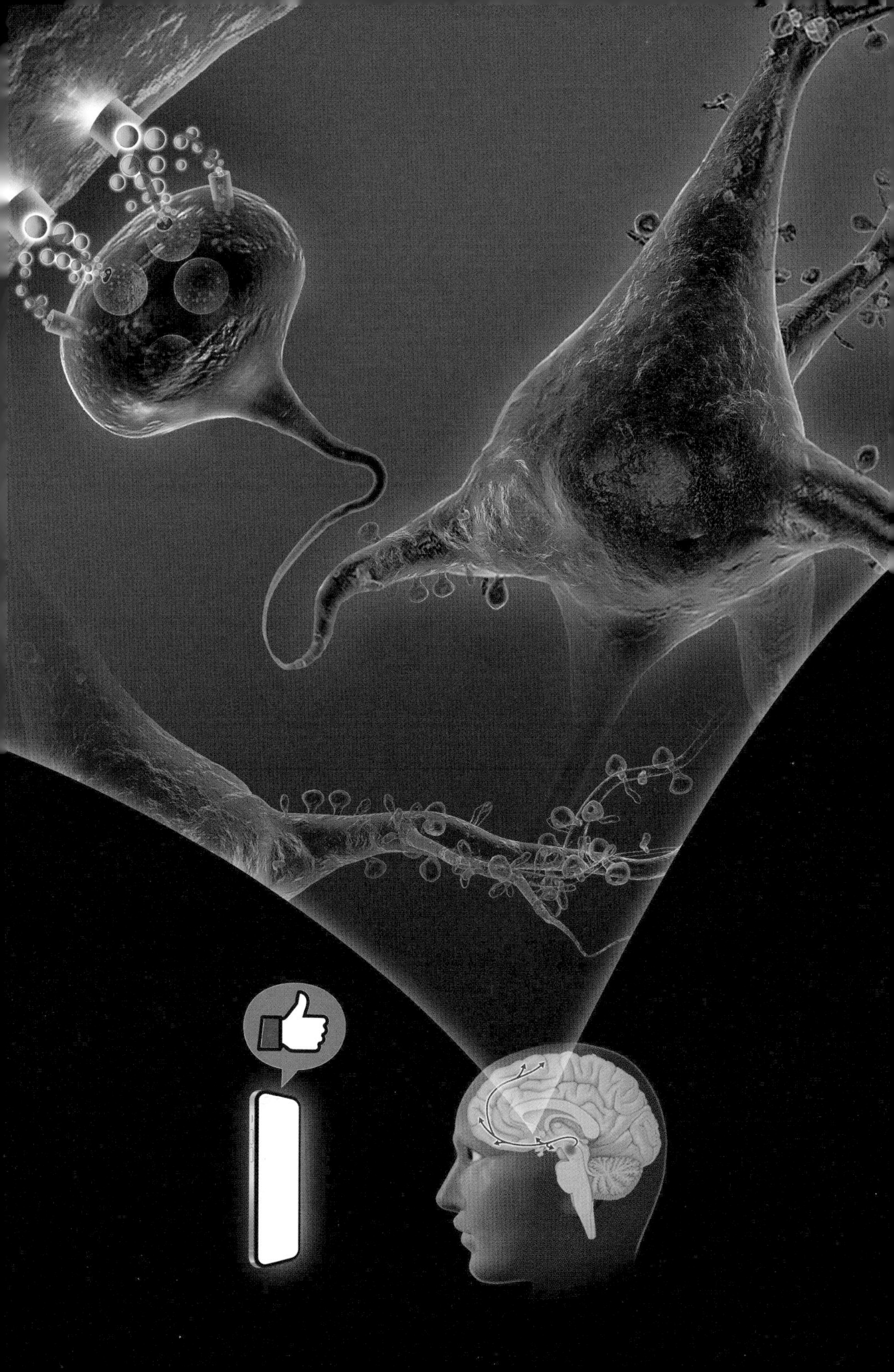